Bishnu Prasad Sarma

La osteoartritis y su manejo a través del Ayurveda

Bishnu Prasad Sarma

La osteoartritis y su manejo a través del Ayurveda

Editorial Académica Española

Cover image: www.ingimage.com

This book is a translation from the original published under ISBN 978-613-9-93387-7.

Publisher:
Editorial Académica Española
is a trademark of
Dodo Books Indian Ocean Ltd., member of the OmniScriptum S.R.L Publishing group
str. A.Russo 15, of. 61, Chisinau-2068, Republic of Moldova Europe
Printed at: see last page
ISBN: 978-620-0-38166-8

LA OSTEOARTRITIS Y SU MANEJO A TRAVÉS DE LAS DROGAS AYURVÉDICAS -

UN ENFOQUE NOVEDOSO

Prof. (Dr.) BISHNU PRASAD SARMA

Profesor y Jefe

Departamento de Kayachikitsa (MEDICINA)

Colegio y Hospital Ayurvédico del Gobierno,

Guwahati, Assam, India

&

Decano de la Facultad de Medicina Ayurvédica

Universidad de Ciencias de la Salud Srimanta Sankaradeva

Guwahati, Assam, India

dr.bpsarma@gmail.com

DEPARTAMENTO DE POSGRADO DE KAYACHIKITSA

GOVT. UNIVERSIDAD Y HOSPITAL AYURVÉDICO

JALUKBARI, GUWAHATI-14

INDIA

Prof. Dr. Bishnu Prasad Sarma

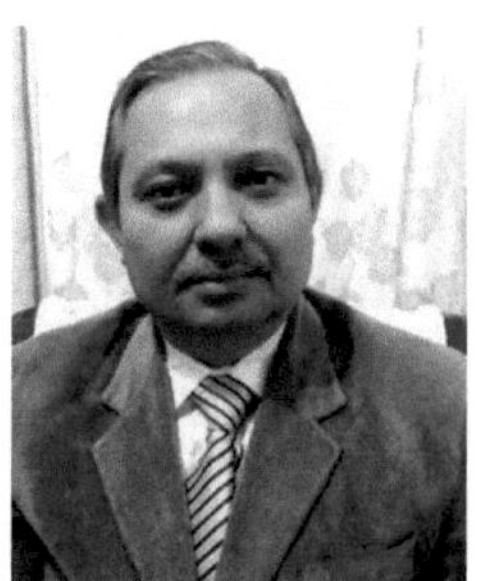

- El Prof. Dr. Bishnu Prasad Sarma, nacido en Guwahati, Assam, es un destacado médico ayurvédico, un distinguido científico e investigador con especial interés en las plantas medicinales y las enfermedades no transmisibles (NCD). El Dr. Sarma completó su M.D. (medicina ayurvédica) en 1991 en el Instituto de Ciencias Médicas (IMS), Universidad Hindú de Banaras, VARANASI y tiene un doctorado en medicina ayurvédica de la Universidad de Gauhati. Actualmente es Decano de la Facultad de Medicina Ayurvédica de la Universidad de Ciencias de la Salud Srimanta Sankardeva (SSUHS) y Profesor y HOD del Departamento de Kayachikitsa (Medicina Ayurvédica) del Colegio Ayurvédico del Gobierno. El Dr. Sarma también fue becario de la ANRAP y participa activamente en la investigación del tratamiento de la artritis, la diabetes, la psoriasis y el asma a través del Ayurveda. Galardonado con la medalla Visistha Chikitsa y el premio memorial Paramsand Kripal, sus artículos de investigación han sido publicados en varias revistas de renombre nacional e internacional. Asistió como orador invitado a varias conferencias y seminarios nacionales e internacionales en países como Bangladesh, Nepal, Malasia, Pakistán e Italia.

Tabla de contenidos

INTRODUCCIÓN

Sandhigata vata ha sido descrita como una entidad clínica independiente en la Samhitas ayurvédica y se examinó en el marco del capítulo de Vatavyadhi Adhaya en Brihatrayee. Sin que se mencione una etiología específica para el Sandhigata vata en Brihatrayee, se está tomando la etiología del vata vyadhi en general.

En el Ayurveda, se mencionan muchas enfermedades musculares y óseas importantes, a saber: Amavata, vatarakta, Asthikshaya, Sandhigata vata, Krosta sirsa, etc., entre las cuales Sandhigata vata es una de las principales quejas que todo médico general debe afrontar en su práctica diaria en nuestra época. Normalmente se considera una enfermedad en vriddha avastha (vejez) ya que vayu se provoca más en la vejez. Charaka ha descrito la enfermedad por separado con el nombre de "Sandhigata Anila" en el capítulo de Vatavyadhi.

La sandhigata vata es comparable con la osteoartritis, ya que la sandhigata vata parece tener características, signos y síntomas similares a los de la osteoartritis. La osteoartritis o enfermedad degenerativa de las articulaciones, resulta como consecuencia de la insuficiencia del cartílago articular inducida por la etiología multifactorial. Afecta principalmente a los grupos de edad media tardía y a los ancianos. También puede comenzar asintomáticamente en los adolescentes. En la actualidad, la osteoartritis es una de las principales enfermedades crónicas del mundo. Además, en nuestro país, es un problema de salud reconocido que causa una alta tasa de inmovilidad e incapacidad en las personas mayores.

Además, debido a la obesidad, que es un importante factor de riesgo, también se ha producido un aumento de la prevalencia de esta enfermedad. El comité de criterios diagnósticos y terapéuticos del Colegio Americano de Reumatología definió la OA: ***"Un grupo heterogéneo de afecciones que conducen a síntomas y signos articulares que se asocian con la integridad defectuosa del cartílago articular, además del cambio relacionado en el hueso subyacente en el margen de la articulación".***

La modalidad de tratamiento elegida para el tratamiento de la artrosis siempre había tenido por objeto aliviar el dolor y aumentar el alcance de las funciones físicas, como la máxima movilidad funcional, mejorar el equilibrio, aumentar la fuerza de todos los grupos musculares deficientes, la máxima calidad y cantidad de la marcha, etc. Pero la mayoría de las drogas modernas utilizadas en la OA tienen que ser prescritas con precaución debido a los crecientes efectos secundarios como las hemorragias, la ulceración gastrointestinal. Puede causar edema e insuficiencia renal en el uso a largo plazo. Además, un nuevo procedimiento quirúrgico puede o no mejorar el estado funcional del paciente.

Teniendo esto en cuenta, se ha intentado estudiar el efecto de Aswagandha Ghrita Matra Basti y de un compuesto oral poli-herbomineral en el tratamiento del janu Sandhigatavata. El Basti Karma es el más importante para el tratamiento de la enfermedad predominante del vata, entre la terapia del sodhan. No sólo tiene el efecto curativo sino que también mantiene el equilibrio de dosha y dhatu.

El karma de Basti tiene dos clases de clasificación 1. Asthapana basti y 2. Anuvasana basti. Y Matra basti es un tipo de Anuvasana Basti. Matra basti es el más seguro y sencillo de todos los Basti defendidos en Ayurveda. La dosis de sneha utilizada en él es menor en comparación con la dosis de otros Sneha Basti y puede administrarse fácilmente a mujeres, pacientes geriátricos y débiles. La droga para el basti se menciona en el texto ayurvédico, Bhaisajya Ratnavalli.

El compuesto oral poli-herbomineral contiene un agente derivado de plantas y minerales incinerados que puede modular el potencial efecto antiinflamatorio, analgésico y rejuvenecedor contra la OA. Rasna, Aswagandha, guggulu se han utilizado durante siglos como agentes antiinflamatorios, analgésicos y antiartríticos.

Por lo tanto, el presente estudio se ha hecho ***"PARA ESTUDIAR LA EFICACIA DE ASWAGANDHA GHRITA BASTI Y UN COMPUESTO POLÍTICO ORAL DE HERBOLARIO-MINERAL EN LA GESTIÓN DE SANDHIGA TA VA TA (OSTEOARTHRI TIS)".***

Varios trabajos de investigación han sido realizados por diferentes estudiosos de la investigación en el campo de los sandhigata vata y Aswagandha Ghrita Basti con el paso del tiempo. Algunos de los trabajos de investigación se mencionan a continuación-

1. Dr. Polepally YadiahClínica Panchakarma, página no 254

2. La Dra. Jayashree Sarkar ha realizado un trabajo de investigación sobre la "Evaluación clínica de Aswagandha Ghrita Basti y Trayodasanga guggulu en la gestión de Sandhigata vata" en 2011 en el Colegio y Hospital Ayurvédico del Gobierno, Guwahati -14, bajo la Universidad de Gauhati.

3. El Dr. Kalyani Ashok Bhusane ha realizado un trabajo de investigación sobre "Un estudio sobre el papel de Jara wr a Matra Basti en Janu Sandhigata Vata" en 2010 del Departamento de Estudios de Posgrado en Ayurveda Siddhanta, Mysore en la Universidad de Ciencias de la Salud Rajiv Gandhi, Karnataka.

4. El Dr. Smrathi Kamath realizó trabajos sobre "Estudio comparativo de Panchatikta ksheera basti con y sin Anuvasana Basti en el manejo de janu sandhigata vata w. s. r. a la osteoartritis de la articulación de la rodilla" en 2011 desde el Colegio Médico Ayurvédico del Gobierno, Bengaluru-09 bajo la Universidad de Ciencias de la Salud Rajiv Gandhi, Bengaluru, Karnataka.

REVISIÓN MODERNA

DEFINICIÓN:

La osteoartritis o artritis degenerativa o enfermedad articular degenerativa puede definirse como una anomalía que se caracteriza por la pérdida focal del cartílago hialino articular con la proliferación de nuevos huesos (osteofitos, espolones óseos) y la remodelación de los contornos de las articulaciones. Esta fragmentación del cartílago articular no es directamente atribuible al contacto directo con el tejido inflamatorio.

La osteoartritis de los últimos años es la artritis más común que afecta a la edad media tardía y a las personas mayores. También puede comenzar asintomáticamente en los adolescentes.

PERSPECTIVA HISTÓRICA:

La osteoartritis se deriva de la palabra griega parte Osteo ' - que significa "articulación" y - "itis" cuyo significado ha llegado a asociarse con la inflamación. Aunque la "itis" de la osteoartritis es un nombre algo equivocado, ya que la inflamación no es una característica conspicua.

La evidencia de la osteoartritis encontrada en el registro fósil es estudiada por paleopatólogos, especialistas en enfermedades y lesiones antiguas. Se ha informado de la osteoartritis en fósiles del gran dinosaurio carnívoro Allosaurus fragilis.

Tal vez, las primeras descripciones de la OA fueron proporcionadas por Heberden y Haygarth en el siglo XIX.

En los años 30 y 40, Stecher demostró que había dos formas de esta enfermedad, idiopática y postraumática.

En el decenio de 1950 se estableció el vínculo entre los nódulos de Heberden y la gran OA conjunta con la publicación de un documento de Kellgren y Moore. También el primer sistema de clasificación de rayos X fue desarrollado por Jonas Kellgren y John Lawrence. Lawrence dirigió la aplicación de esto a la epidemiología que llevó a la observación de la discordancia entre la OA radiográfica y sintomática

La opción quirúrgica fue pionera en los años 50 y 60.

Durante los años 60 John Charney y George Mc knee publicaron su histórico trabajo que transformó el tratamiento quirúrgico de estos pacientes.

INCIDENCIA Y PREVALENCIA:

La literatura sobre la incidencia y prevalencia de la artrosis es limitada debido a los problemas que definen su aparición. Se estima que la osteoartritis es la octava causa de carga no mortal en el mundo, en el año 1990.

Según la Organización Mundial de la Salud (OMS), la osteoartritis es el segundo problema musculoesquelético más común en la población mundial (30%), después del dolor de espalda (50%).

Las cifras de la OMS de todo el mundo, estiman que el 9,6% de los hombres y el 18% de las mujeres mayores de 60 años tienen osteoartritis sintomática.

En la India es tan alto como el 12%. La India tiene la segunda base de pacientes con osteoartritis más grande del mundo. Se estima que más de 15 millones de personas en nuestro país sufren de osteoartritis.

La prevalencia de la osteoartritis aumenta con la edad porque la condición no es reversible. Los hombres se ven más afectados que las mujeres entre los menores de 45 años, mientras que las mujeres se ven más afectadas entre los mayores de 55 años.

Sobre la base de los síntomas solamente, la prevalencia de la OA de la rodilla es aproximadamente del 3% al 11% y la prevalencia de la OA de la cadera es aproximadamente del 3% (Felson y otros 1987)

Las pruebas radiológicas por sí solas demuestran que la prevalencia de la artrosis aumenta con la edad en todas las articulaciones de los hombres y las mujeres, con una prevalencia general del 7,7% al 14,3% en las personas de 55 a 64 años (Kellgren y Lawrence 1958) y del 40% al 60% en las de 75 a 79 años (Bagge y otros 1992).

CLASIFICACIÓN

La osteoartritis tiene 2 (dos) formas clínicas

1. Artrosis primaria

2. Artrosis secundaria

1. OA primaria

- Se desarrolla en articulaciones previamente sanas.
- La mayoría se desarrolla por encima de los 50 o 60 años de edad. El envejecimiento, hereditario, todo contribuye a los cambios degenerativos focales.

Por lo tanto, el 0A primario es el tipo en el que la degeneración del cartílago articular es la inicial y es intrínseca. El cambio se considera comúnmente relacionado con la destorsión del cartílago articular de la articulación afectada, que ocurre como resultado del envejecimiento biológico. La destorsión del cartílago puede tener su base en alteraciones relacionadas con la tasa de producción y la composición química de la matriz del cartílago.(Sokoloff-1963)

2. OA secundario

Ocurre como una secuela de varias condiciones como

- Trauma
- Artritis reumatoide
- Artritis gotosa
- Enfermedades endocrinas
- Enfermedades metabólicas
- Desarrollo congénito, etc...

La OA secundaria es el resultado de cualquier fenómeno de desgaste previo que afecte a las articulaciones.

Así, la OA secundaria es el tipo en el que las alternancias de los tejidos articulares son secundarias a variaciones anatómicas menores en la articulación, a un incidente atraumático o a un proceso de enfermedades inflamatorias o incluso no inflamatorias preexistentes que implican uno o ambos extremos de los huesos articulares (Murray -1995).

El tipo secundario se clasifica de nuevo en las siete variedades siguientes según el tipo de etiología (Huskission y Dundley-1978). Son...

1. Aberraciones anatómicas hereditarias o congénitas de las articulaciones: La hiper-movilidad de Heberden, una superficie con forma y posición anormales.

2. Desórdenes estructurales que surgen en los niños. Enfermedad de Perthe, deslizamiento de la epífisis femoral.

3. Traumatismos y problemas químicos: Fracturas, superficies articulares, menisectomía, obesidad, luxaciones recurrentes, riesgos laborales.

4. Enfermedades de la diposición de cristales Gota, artropatía por pirofosfatos.

5. Anomalías metabólicas de los cartílagos

6. Ochonosis

7. Necrosis avascular

8. Otras condiciones.

Esto incluye las condiciones en las que se destruye el cartílago, incluyendo la artritis séptica y la hemartrosis recurrente en la hemofilia.

FACTORES DE RIESGO:

Se puede establecer como factores de riesgo modificables y no modificables.

FACTORES DE RIESGO MODIFICABLES:

1. Exceso de índice de masa corporal (especialmente en la OA de la rodilla)
2. Lesiones en las articulaciones (traumas deportivos o laborales)
3. Factores psicológicos
4. Ocupación (debido al excesivo estrés mecánico, trabajo duro, levantamiento de pesas, flexión de rodillas)

1. Índice de exceso de masa corporal:

El exceso de índice de masa corporal y la obesidad tiende a ejercer más presión sobre las articulaciones que soportan el peso. Esta carga, colocada en las articulaciones como la rodilla y la cadera, aumenta la tensión y podría acelerar la ruptura del cartílago. La obesidad es un factor de riesgo establecido para el desarrollo y la progresión de la osteoartritis de la rodilla (Felson y otros 1998, Felson y Zhang 1998, Cooper y otros 2000).

La relación entre el peso y la artrosis de la rodilla es más fuerte en las mujeres que en los hombres y hay un mayor riesgo de que ambas rodillas se vean afectadas. La pérdida de peso parece reducir los síntomas y frenar la progresión de la osteoartritis de la rodilla; las mujeres que pierden una media de 5 kg pueden reducir el riesgo de osteoartritis de la rodilla sintomática en un 50% (Felson y otros 1992). El sobrepeso y la obesidad se han identificado como importantes factores de riesgo modificables para la osteoartritis de la rodilla.

2. Lesiones articulares (traumatismo deportivo o laboral):

Los traumatismos articulares que se producen como consecuencia de una dislocación, una contusión, una fractura, un desgarro de los meniscos o de los ligamentos o una meniscectomía quirúrgica, preceden al desarrollo de la artrosis.

La participación en los deportes aumenta el riesgo de lesiones que pueden conducir a la osteoartritis postraumática.

3.Factores psicológicos:

La depresión, la ansiedad, el desamparo y la autoeficacia están relacionados con el dolor y la función física en la osteoartritis autoidentificándose como discapacitados, lo que provoca ansiedad y depresión y síntomas psicológicos que aumentan el dolor y la discapacidad.

4. Ocupación:

Las ocupaciones que implican actividades repetitivas de soporte de carga también están asociadas con el desarrollo de la osteoartritis (Felson y otros 1999; maetzel y otros 1997; Manninex y otros 2002)

Existe una asociación entre la artrosis de rodilla y la colocación de suelos, la agricultura, la construcción y el trabajo forestal (Schouten et al 2002) y entre la artrosis de cadera y la agricultura (Maetzel et al 1997)

FACTORES DE RIESGO NO MODIFICABLES:

1. Género (las mujeres tienen un alto riesgo)
2. Edad (aumenta con la edad)
3. Raza (algunos asiáticos tienen menos riesgos) Historial familiar
4. Densidad mineral ósea.
5. Anomalía congénita de la articulación.

1. El género:

Las mujeres son propensas a desarrollar osteoartritis. Son más propensos a la osteoartritis de rodilla. La causa puede deberse al tipo de zapatos o al calzado que llevan.

Las estadísticas también muestran que más mujeres que hombres son obesas y la obesidad juega un papel importante en la osteoartritis.

El cuerpo de la mujer está diseñado para dar a luz, y eso significa que los tendones de la parte inferior del cuerpo son más elásticos que los del hombre. Además, las mujeres son más anchas que sus rodillas. Su rodilla no está alineada tan recta como la de los hombres.

La alineación del cuerpo de una mujer lleva a una mayor tasa de lesiones en las rodillas que llevan a la OA en su vida posterior.

La menopausia en las mujeres es otro factor de riesgo para desarrollar OA en las mujeres.

2. Edad:

La prevalencia de la artrosis aumenta con la edad (Felson y el 1987).

El posible mecanismo relacionado con la edad puede ser la disminución de la capacidad de reparación del cartílago, los cambios hormonales y los efectos acumulativos de la exposición al medio ambiente.

3. La carrera:

Hay muchas cuestiones relacionadas con las diferencias raciales que aún deben ser estudiadas.

Hay algunas diferencias étnicas y geográficas. Las mujeres afroamericanas son más propensas que las causales a la OA de rodilla. pero no para la cadera La OA de cadera ocurre con mayor frecuencia en los caucásicos europeos que en los negros jamaiquinos y, en los negros africanos o sudafricanos, en los chinos o en los indios asiáticos (jukupadhaya y Barooh;1967).

4. Historia familiar:

El efecto genético explica la OA de las manos, rodillas, caderas de las mujeres. Pero no se puede determinar debido a factores ambientales o genéticos.

5. La densidad mineral ósea

Una densidad mineral ósea muy baja o anormalmente alta se asocia con la CA. La alta densidad mineral ósea puede estar en la gimnasia o en los atletas. Pueden tener el hueso agrandado pero debilitado.

Los estudios han demostrado que la alta densidad mineral ósea o el aumento de la densidad mineral ósea parecen estar asociados con el riesgo de desarrollar OA de la rodilla. (Zhang et al 2000; Hart et al 2002)

6. Anomalías congénitas de las articulaciones

La articulación dislocada congénita o anormal o el cartílago defectuoso al nacer se asocia con el desarrollo de la osteoartritis.

OTROS POSIBLES FACTORES DE RIESGO

1. Deficiencia de estrógeno

2.Osteoporosis (inversamente relacionada con la OA)

3. Proteína C reactiva (mayor riesgo con niveles altos)

4. Situación socioeconómica

1. Deficiencia de estrógeno:

El estrógeno protege el cartílago pero después de la menopausia el nivel de estrógeno baja y pierden la protección y pueden tener un mayor riesgo de desarrollar OA incluso después de la Terapia de Reemplazo Hormonal.

Afecta a todos los tejidos de las articulaciones como las membranas y los ligamentos del revestimiento sinovial.

El estrógeno interfiere con el ácido araquidónico, una parte esencial de la vía del dolor y la inflamación.

2. Osteoporosis:

Existen varios estudios epidemiológicos que han dado lugar a numerosos estudios que examinan la asociación entre la OA y la osteoporosis. Se considera que hay una relación inversa entre estas dos enfermedades. Las pruebas de una asociación con la osteoporosis son más fuertes para la OA de una articulación grande que para la OA de la mano o la OA primaria generalizada. Algunos de los posibles mecanismos de esta asociación son los factores genéticos, los factores de riesgo comunes, el papel del hueso subcondral en el daño del cartílago y los factores de crecimiento.

3. Proteína C -reactiva:

Los niveles de proteína creadora en pacientes con OA están patológicamente relacionados con la inflamación de la membrana sinovial.

Se observa una enfermedad más agresiva en los pacientes con OA con niveles elevados de proteína C reactiva que puede estar relacionada con una mayor respuesta inflamatoria sinovial en la articulación enferma.

4. Condición socioeconómica:

Los factores socioeconómicos como el nivel de educación, los ingresos y la ocupación están asociados con la prevalencia de la OA y el riesgo de discapacidad (King 1955, Badley e Ibáñez 1994).

La baja condición socioeconómica se ha vinculado con la inactividad (Clarke 1996) y con la obesidad (OMS 2003), que es un factor de riesgo establecido para la osteoartritis.

Además, los grupos socioeconómicos bajos carecen de conocimientos adecuados sobre la conciencia nutricional y factores como la toma de antioxidantes y vitaminas adecuadas, como la vitamina D y la vitamina C de origen alimentario u otras, lo que reducirá el riesgo de OA. (Los antioxidantes confieren protección contra la progresión de la OA. La vitamina C reduce el riesgo de OA, la vitamina D obtenida de una fuente dietética o la exposición al sol es necesaria para el metabolismo normal).

ETIOLOGÍA:

- Ocurre por encima de los 50 o 60 años de edad.
- Lo hereditario puede jugar un papel especial cuando se ven afectadas varias articulaciones.
- La verdadera causa es el estrés y la tensión anormal en las articulaciones asociadas con la pérdida del contenido de mucopolisacáridos de la matriz del cartílago articular.
- La obesidad, la endocrinopatía (acromegalia) o los factores genéticos también son responsables.

ESTRUCTURA CONJUNTA

Las articulaciones son de dos tipos: articulaciones diarreicas o sinoviales con una cavidad articular y articulaciones sinartroides o no sinoviales sin cavidad articular. La mayoría de las enfermedades de las articulaciones afectan a las articulaciones diartrodiales o sinoviales. En la articulación diartrodial, los extremos de dos huesos se mantienen unidos por una cápsula articular con ligamentos y tendones insertados en la superficie exterior de la cápsula

En la mayoría de las articulaciones que soportan peso, 2 huesos se unen para el movimiento.

La articulación está diseñada para permitir un movimiento suave entre los huesos y para absorber el impacto de movimientos como caminar, agacharse o movimientos repetitivos, etc. de movimiento permitidos en las articulaciones. Pero no todas las conjugaciones entre los huesos están construidas principalmente para permitir los movimientos.

Por lo tanto, hay 3 tipos de articulaciones

1. Articulación fibrosa o fija

p. ej., el cráneo

2. Articulación cartilaginosa o articulación ligeramente móvil

por ejemplo, la articulación tibial del tiburón, la sínfisis púbica

3. Articulaciones sinoviales o móviles libres

p.e. - Articulación de bisagra, articulación de pivote, articulación condilar, articulación de silla de montar, articulación de rótula, articulación plana

Hay cuatro tipos de movimiento permitidos en las articulaciones, a saber

a. Deslizamiento

b. Angular

1. Flexión - extensión opuesta

2. Abducción - aducción opuesta

c. Circunducción

d. Rotaciones

Las articulaciones están hechas de

1. Cartílago
2. Cápsula de la articulación
3. Membrana sinovial
4. Líquido sinovial
5. Músculos, ligamentos y tendones

1. CARTILAGE:

Es una forma especializada de tejido conectivo denso caracterizada por una cantidad variable de matriz intercelular. Constituido por fibras y dos tipos de proteínas: el mucoide condón y el condroalbumoide. El cartílago es azulado, blanco o gris y es semi opaco, no tiene nervios ni suministro de sangre propios. Se encuentra en varias partes del cuerpo: articulaciones, pared del tórax, laringe, tráquea, etc. Los cartílagos se dividen en tres clases

1. El cartílago de Hyaine se divide de nuevo en

    a. Cartílago costal

    b. Cartílago temporal

    c. Cartílago articular

2. Cartílago de fibra

3. Cartílago amarillo o elástico

Cartílago articular:

- Como en la articulación sinovial, el cartílago articular es una fina capa de cartílago liso y hialino situado en las superficies articulares de un hueso. El cartílago hialino es más grueso en la articulación que soporta el peso que en la que no lo soporta.
- Se cree que el cartílago hialino articular deriva su nutrición de 3 fuentes...

a. Los vasos de la membrana sinovial

b. El líquido sinovial y

c. Los vasos sanguíneos subyacentes a la estrecha cavidad.

- Hay dos macromoléculas principales en el cartílago. Son: 1) el colágeno de tipo 2, que proporciona al cartílago su resistencia a la tracción; 2) el agregado, una macromolécula de proteoglicanos ligada al ácido hialurónico, que contiene glicosaminoglicanos altamente cargados negativamente. En el cartílago normal, el colágeno tipo 2 tejió fuertemente las moléculas de agregados en los intersticios entre las hebras de colágeno, forzando a estas moléculas altamente cargadas negativamente a estar muy cerca unas de otras.
- Los condrocitos, las células de este tejido avascular, sintetizan todos los elementos de la matriz. Además, producen enzimas que descomponen la matriz y citoquinas y factores de crecimiento, que en su interior proporcionan una retroalimentación autocrina/paracrina que modula la síntesis de las moléculas de la matriz. La síntesis de la matriz de cartílago y el catabolismo se encuentran en equilibrio dinámico influenciado por el entorno de las citoquinas y el factor de crecimiento. El estrés mecánico y osmótico en los condrocitos induce a estas células a alterar la expresión de los genes y a aumentar la producción de citoquinas inflamatorias y enzimas de degradación de la matriz. Si bien los condrocitos sintetizan numerosas enzimas, especialmente las metaloproteinasas de matriz (MMP),

sólo unas pocas enzimas de éstas son críticas para regular la descomposición del cartílago.

Tanto la colagenasa como las agregadas actúan principalmente en la matriz territorial que rodea a los condrocitos; sin embargo, a medida que se desarrolla el proceso osteoartrítico, sus actividades y efectos se extienden por toda la matriz, especialmente en las capas superficiales del cartílago.

2. CÁPSULA DE LA ARTICULACIÓN:

La cápsula articular es la membrana en forma de manga que encierra los extremos de los huesos en una 'articulación sinovial'. Consiste en una capa fibrosa externa y una capa sinovial interna y contiene líquido sinovial. También se denomina comúnmente cápsula articular.

3. MEMBRANA SINOVIAL:

- La membrana sinovial también se conoce comúnmente como sinovia.
- que recubre los tendones y la burbuja y cubre y cubre todas las superficies internas de la articulación, excepto el cartílago articular y el menisco. El sinovio puede ser liso o lanzado en numerosos pliegues y vellosidades. El sinovio está compuesto por sinoviocitos de 1 a 4 células de espesor y una capa externa de tejido conectivo vascular suelto. Bajo la electromicroscopía el tipo de célula o sinoviocitos presentes en el sinovio son células de tipo A, células de tipo B, células de tipo C.
- Las células de tipo A son más numerosas y están relacionadas con los macrófagos y producen enzimas de degradación, mientras que las de tipo B sintetizan el ácido hialurónico. Las células de tipo B son células similares a los fibroblastos. Las células de tipo C son de tipo intermedio. Se desconoce la función y el origen. Puede servir como precursor multipotente de las células sinoviales A o B. Por lo tanto, la superficie de la membrana está compuesta por el proceso de superposición de las células sinoviales, pero las células no tienen membrana basal, por lo que hay libre acceso a la cavidad desde los capilares. Sin embargo, el hialuronato en la matriz intercelular y los capilares y la pared capilar restringe la entrada y salida de sustancias con un peso molecular superior a 150000. Así, el agente quimioterapéutico entra fácilmente y las moléculas pequeñas se eliminan a través de la corriente sanguínea y las partículas finas por Fagocitosis y las partículas grandes como el cartílago o el hueso se alojan en la membrana sinovial.

- El tejido sinovial contiene un 60% de fibroblastos y un 35% de macrófagos que son los precursores de las células sinoviales y la fuente de nueva membrana después de la sinovectomía.
- El sinovio y los condroctos sintetizan numerosos factores de crecimiento y citoquinas y enzimas de degradación de la matriz. La principal de ellas es la interleucina (IL) 1, que

ejerce efectos transcripcionales en los condrocitos, estimulando la producción de proteinasa y suprimiendo la síntesis de la matriz de cartílago.

4. EL LÍQUIDO SINOVIAL:

- El líquido sinovial se deriva del ultra filtrado del plasma sanguíneo y está regulado por el sinovio. También se conoce como sinovia.
- El líquido sinovial es un líquido claro visco amarillento que no coagula al estar de pie debido a la ausencia de fibrinógeno. El líquido sinovial reduce la fricción entre las superficies de los cartílagos articulados, por lo que sirve como un importante protector contra el desgaste del cartílago inducido por la fricción.
- El líquido sinovial contiene Hialuronan (ácido hialurónico), Lubricina, células fagocíticas y también albúmina, grasas y electrocitos.
- El líquido sinovial normal contiene 3-4mg/ml de hialuronan (ácido hialurónico). El hialuronano es sintetizado por las células similares a los fibroblastos presentes en la membrana sinovial y el líquido intersticial filtrado del plasma sanguíneo. El hialuronano se segrega en la cavidad articular para aumentar la viscosidad y la elasticidad del cartílago articular y para lubricar la superficie entre el sinovio y el cartílago.
- El fluido sinovial también contiene lubricina, una molécula de glicoproteína mucinosa secretada por el fibroblasto sinovial, que también es un componente lubricante secretado por los fibroblastos sinoviales. Es responsable de la lubricación y la reducción de la fricción entre las superficies opuestas del cartílago. También puede ayudar a regular el crecimiento de las células sinoviales. Su concentración disminuye después de una lesión articular y en la fase de inflamación sinovial.
- El líquido sinovial contiene células fagocitarias que eliminan los microbios y los restos que resultan del desgaste normal de las articulaciones.
- La albúmina y la globulina están presentes en menor concentración en el líquido sinovial que en el plasma.
- El fluido sinovial exhibe características de flujo no newtoniano.
- El coeficiente de viscosidad no es una constante. La viscosidad aumenta a medida que disminuye la velocidad.

- El fluido normal de las articulaciones tiene un volumen entre 0,15 y 3,5 ml, y la gravedad específica está entre 1,008 y 1,015 con rangos de pH entre 7,0 y 7,8 que se reducen en la artrosis y a menudo en los traumatismos. El recuento total de células es de 180/ml. Los monocitos y los linfocitos son prominentes.

Músculos, ligamentos y tendones:

- Los músculos y tendones que unen la articulación son los principales protectores de la articulación. Su contracción en el momento apropiado en el movimiento de la articulación proporciona la potencia y aceleración adecuadas para que el miembro cumpla sus tareas. El estrés focal a través de la articulación se minimiza por la contracción muscular.
- Los ligamentos, junto con la piel y los tendones superpuestos contienen mecanorreceptores sensoriales de los nervios aferentes. Estos mecanoreceptores a diferentes frecuencias en el rango de movimiento de una articulación proporcionan retroalimentación a través de la médula espinal a los músculos y tendones.

PATOLOGÍA:

La fisiopatología implica una combinación de procesos mecánicos, celulares y bioquímicos. La interacción de estos procesos conduce a cambios en la composición y las propiedades mecánicas del cartílago articular. En la artrosis la patología se presenta primero en el cartílago, el hueso adyacente, el sinovio.

a.) Cartílago articular

Los cambios regresivos son más marcados en las regiones de soporte de peso de los cartílagos articulares. Inicialmente hay una pérdida de la matriz cartilaginosa (proteoglicanos) que da lugar a una pérdida progresiva de la metacromía normal.

A esto le sigue la pérdida focal de condrocitos. Una mayor progresión del proceso provoca el aflojamiento, la descamación y la fisura del cartílago articular, lo que resulta en la ruptura de trozos de cartílago que exponen el hueso subcondral.

Radiológicamente, esta pérdida progresiva de cartílago es aparente como... estrechamiento del espacio articular. El mecanismo molecular del daño al cartílago en la

OA parece ser la descomposición del colágeno tipo II, probablemente por la IL-1, el TNF y el óxido nítrico.

b.) Hueso:

Los huesos subcondrales despojados parecen marfil pulido. Hay muerte de los osteocitos superficiales y aumento de la actividad osteoclástica que causa rarefacción, formación de microquistes y, ocasionalmente, microfracturas del hueso subadyacente. Estos cambios resultan en la remodelación del hueso y en cambios en la forma de la superficie de la articulación, lo que lleva a una apariencia halagadora y similar a un hongo en el extremo articular del hueso. Los márgenes de las articulaciones responden al daño del cartílago por los osteofitos o la formación de espolones. Son brotes cartilaginosos en los márgenes de las articulaciones que luego se osifican. Los osteofitos dan la impresión de que las articulaciones afectadas se están lisiando. Los osteofitos sueltos y fragmentados pueden formar "ratones de articulaciones" o cuerpos sueltos.

C. Synovium

Inicialmente, no hay cambios patológicos en el sinovio pero en casos avanzados hay sinovitis crónica de bajo grado e hipertrofia vellositaria. Puede haber algún tipo de derrame sinovial asociado a la sinovitis crónica.

CARACTERÍSTICAS CLÍNICAS:

Las articulaciones que soportan el peso y que se ven comúnmente afectadas en la OA son las rodillas, las caderas, la columna cervical y lumbar, y también es poco común en las articulaciones interfalángicas (nódulos de Heberden y nódulos de Bouchard). Incluso en las articulaciones menos frecuentemente atacadas por CA son el codo, la articulación glenohumeral o el tobillo.

El inicio de la osteoartritis es gradual.

Duración de la aparición - El paciente puede haber iniciado los cambios en la estructura ósea pero puede no presentar los síntomas. Los principales síntomas que presenta la OA son

a.) Dolor de la articulación afectada y

b.) Restricción funcional de la articulación afectada.

a.) Dolor:

El dolor puede estar directamente relacionado con la OA a través del aumento de la presión en el hueso subcondral (que causa principalmente dolor por la noche), las microfracturas trabeculares, la distensión capsular y la sinovitis de bajo grado, o puede ser el resultado de la bursitis y la entesopatía secundaria a la "alteración de la mecánica de las articulaciones".

El cartílago es aneural, por lo que la pérdida de cartílago en la articulación no está acompañada de dolor. Por lo tanto, el dolor en la OA probablemente surge de estructuras fuera del cartílago. Las estructuras inervadas en las articulaciones incluyen el sinovio, los ligamentos, la cápsula articular, los músculos y el hueso subcondral. La mayoría de estos no son visualizados por los rayos X.

Basándose en estudios de resonancia magnética de la rodilla osteoartrítica que comparan a aquellos con y sin dolor y en estudios que mapean la sensibilidad en las articulaciones no anestesiadas, las fuentes probables de dolor incluyen la inflamación sinovial, el derrame articular y el edema de la médula ósea.

La presencia de sinovitis en la resonancia magnética está correlacionada con la presencia y la gravedad del dolor de rodilla. El estiramiento de la cápsula por el líquido de la articulación estimula las fibras nociceptivas allí, induciendo dolor.

El aumento de la carga focal como parte de la enfermedad no sólo daña el cartílago sino que probablemente también daña el hueso subyacente. Estas lesiones pueden estimular las fibras nociceptivas del hueso.

Además, la presión hemostática dentro del hueso aumenta en la OA y el aumento de la presión en sí mismo puede estimular las fibras nociceptivas que causan dolor.

Por último, los propios osteofitos pueden ser una fuente de dolor. Cuando los osteofitos crecen, las inervaciones neurovasculares penetran a través de la base del hueso en el cartílago y en el osteofito en desarrollo.

El dolor también puede surgir desde fuera de la articulación, incluyendo las burbujas cerca de las articulaciones. Las fuentes comunes de dolor cerca de la rodilla son la bursitis anserina y el síndrome de la banda ilio-tibial.

c.) Restricción funcional de la articulación afectada:

La restricción funcional es de

1. Caminata prolongada
2. Levantándose de la silla
3. Doblar
4. Sentado en el suelo
5. Deformación de la flexión

Otros síntomas:

c.) La debilidad muscular es especialmente en la OA de la rodilla debido a que el músculo alrededor de la articulación se debilita.

d.) Rigidez matutina

La rigidez del afectado puede ser prominente pero la rigidez matutina suele ser breve (<30 min)

e.) Crujidos y chirridos en la articulación afectada.

f.) Articulaciones deformadas.

FIRMA:

1.) Sensibilidad - Sensibilidad de la línea de la articulación debido a la fricción de la pérdida de la matriz ósea y la reducción del espacio.

2.) Crepitación en la articulación afectada: debido a que el extremo opuesto del hueso se roza, se produce un sonido crujiente o chirriante llamado crepitación.

3.) Deformación - Debido al cambio en el contorno de la articulación.

4.) Desgaste y debilidad muscular... debido a la falta de uso de los músculos.

5.) Movimiento articular restringido - Debido al engrosamiento capsular bloqueado por los osteofitos.

6.) Sinovitis.

7.) Deformación

por ejemplo: Quiste de Baker - Una inofensiva pero a veces dolorosa acumulación de fluido articular detrás de la rodilla.

Genu varum - Deformidad en la articulación de la rodilla. Con las piernas arqueadas especialmente para el compartimiento medial.

Genu valgum - Deformidad en la articulación de la rodilla. La tibia está girada hacia afuera en relación con el fémur, lo que da como resultado la apariencia de rodilla golpeada.

Cox Valga - Deformidad de la articulación de la cadera. El eje del fémur se dobla hacia afuera con respuesta al cuello del fémur.

CARACTERÍSTICAS CLÍNICAS DE LA ARTICULACIÓN INDIVIDUAL COMÚNMENTE

AFECTADO EN LA OSTEOARTRITIS

Rodilla OA:

El OA se dirige principalmente a los compartimentos rótulo-femoral y femoral medio de la rodilla. El dolor de la rodilla de OA suele estar localizado en la parte anterior o media de la rodilla.

El dolor patelofemoral suele ser peor al subir y bajar escaleras o pendientes. El traumatismo resulta en OA unilateral. La OA en las mujeres es bilateral y simétrica.

El hallazgo del examen local puede incluir :

- Una "marcha antiálgica" asimétrica y espasmódica, menos tiempo de carga en el lado doloroso.
- Una deformación de flexión varo, menos comúnmente valgus, y/o fija.
- Sensibilidad articular o periarticular Debilidad y desgaste del músculo cuádriceps.
- Flexión/extensión restringida con crepitación gruesa.
- Hinchazón ósea alrededor de la línea de la articulación.

La deposición de cristales de pirofosfato de calcio deshidratado (CPPD) en asociación con CA es más común en la rodilla. Esto puede dar lugar a componentes inflamatorios más evidentes (rigidez, derrame) y a ataques agudos superagregados de sinovitis, lo que predice una progresión radiográfica y clínica más rápida.

Cadera OA:

La OA de la cadera comúnmente apunta al aspecto superior de la articulación. Ese "polo superior" de la OA es a menudo unilateral en su presentación, suele progresar con la migración superolateral de la cabeza del fémur, y tiene un mal pronóstico.

La OA central (medial) menos común muestra una mayor pérdida de cartílago central y se limita en gran medida a las mujeres. Suele ser bilateral en la presentación, puede asociarse con la OA generalizada en los nódulos, progresa de manera poco común con la migración femoral axial y tiene un mejor pronóstico.

Los resultados del examen local pueden incluir

- Un andar antálgico
- Debilidad y desgaste de los cuádriceps y los músculos de los glúteos.
- Dolor y restricción de la rotación interna con la cadera flexionada: el signo más temprano y más sensible de la OA de la cadera; otros movimientos pueden ser posteriormente restringidos y dolorosos.
- Sensibilidad inguinal anterior justo al lado del pulso femoral.
- Flexión fija, deformación de rotación externa de la cadera.
- Cortocircuito de la pierna ipsilateral con grave desgaste de la articulación y migración femoral superior.

OA de la columna cervical:

Es una condición degenerativa de la columna cervical. La degeneración de los intervertebrales resulta en la reducción del espacio del disco y la formación de osteofitos periféricos. Los osteofitos que inciden en las raíces de los nervios provocan un dolor radicular en el miembro superior.

En el examen:

El dolor y la rigidez son los síntomas más comunes que se presentan, inicialmente intermitentes pero luego persistentes. El dolor de cabeza occipital puede ocurrir si la mitad superior de la columna cervical está afectada.

El paciente puede presentar un dolor que se irradia al hombro o hacia abajo en la parte externa del antebrazo y la mano. Puede haber parestesia en la región de una raíz nerviosa.

Puede haber frecuentes espasmos musculares en el trapecio y el esplenius capitus.

Movimiento restringido en la parte baja de la columna cervical.

La debilidad muscular es poco común.

OA de la columna lumbar:

Se trata de un trastorno degenerativo de la columna lumbar caracterizado clínicamente por un inicio insidioso de dolor y rigidez y radiológicamente por la formación de osteofitos. La degeneración comienza, en las articulaciones intervertebrales. A esto le sigue una reducción del espacio del disco y la formación de osteofitos marginales. Los cambios degenerativos se desarrollan en las articulaciones de las facetas posteriores. Los osteofitos alrededor del foramen intervertebral pueden invadir el canal de la raíz del nervio e interferir así con el funcionamiento del nervio emisor.

Características clínicas:

- Los síntomas comienzan como un dolor de espalda baja, inicialmente peor durante la actividad, pero luego se presentan casi todo el tiempo.
- Puede haber una sensación de atrapamiento al levantarse de una posición sentada que mejora al dar unos pasos.
- El dolor puede irradiarse por el miembro hasta la pantorrilla (ciática) debido a la irritación de una de las raíces del nervio.
- Puede haber quejas de entumecimiento y parestesia transitoria en el dermatomo de una raíz nerviosa comúnmente en el lado lateral de la pierna o el pie (raíces L5 , S1) respectivamente.

En el examen

- Los movimientos de la columna vertebral son limitados en la parte final, pero hay pocos espasmos musculares.
- La prueba de elevación de la pierna estirada (SLRT) puede ser positiva si la compresión de la raíz del nervio está presente.
- El hallazgo radiológico de la columna lumbo-sacra puede presentar
  - ✓ Reducción del espacio articular
  - ✓ Formación de osteofitos
  - ✓ El estrechamiento del espacio de las articulaciones de las facetas
  - ✓ Subluxación de una vértebra sobre otra.

OA de la articulación interfalángica:

La presentación se da típicamente en mujeres de mediana edad (de cuarenta o cincuenta años) que desarrollan dolor y rigidez e hinchazón de una o pocas articulaciones interfalángicas de los dedos (IPJ).

Las articulaciones afectadas desarrollan una hinchazón posterolateral a cada lado del tendón extensor que lentamente se agranda y se endurece para convertirse en los nódulos de Heberden (LPJ distal) y de Bouchard (LPJ proximal).

Los IPJ afectados suelen mostrar una desviación lateral característica, que refleja la pérdida asimétrica del cartílago focal de la OA. ‘

La participación de la primera articulación carpometacarpiana también es común. En este lugar, la marcada osteofila y la subluxación pueden dar lugar a la "cuadratura de la base del pulgar". La OA de la base del pulgar ocasionalmente causa más síntomas crónicos y deterioro funcional que la CA del IPJ.

OA del codo:

Aumenta el dolor en la articulación del codo, que empeora con el uso intensivo de la extremidad, el movimiento se ve afectado y, en algunos casos, se producen ataques de bloqueo repentino, lo que sugiere la presencia de un cuerpo suelto en la articulación.

Puede haber antecedentes de lesiones previas en el codo.

En el examen:

- Al examinarlo se observa un engrosamiento palpable en el margen de la articulación debido a los osteofitos.
- La flexión y la extensión se ven afectadas, pero la rotación suele ser completa. Hay una crepitación gruesa en el movimiento.

OA del hombro:

La principal queja es de dolor en el hombro y en la parte superior del brazo.

En el examen: no hay aumento de la temperatura local de la piel y el engrosamiento sinovial. Pero es común la hinchazón suave debido a la efusión de líquido en la articulación.

El movimiento está restringido.

OA de otras articulaciones:

Hinchazón de los huesos, sensibilidad, limitación dolorosa de los movimientos, crepitación se encuentran en las articulaciones.

OA de inicio joven:

Inusualmente, los pacientes se presentan con los síntomas y signos clínicos típicos de la OA antes de los 45 años. En la mayoría de los casos tienen CA en una sola articulación, como la rodilla, y una clara explicación de un traumatismo abierto previo.

INVESTIGACIONES:

Examen radiológico:

El diagnóstico de la osteoartritis es principalmente radiológico. Así, la radiografía simple de la articulación afectada revela...

- Estrechamiento del espacio articular, a menudo limitado a una parte de la articulación, por ejemplo, puede limitarse al compartimento medial "del compartimento tibio-femoral de la rodilla".
- Subcondralesclerosis: hueso denso bajo la superficie articular. Quistes subcondrales.
- Formación de Osteofitos.
- Cuerpos sueltos. Deformación de la articulación.
- Otras investigaciones tienen como objetivo principal detectar una causa subyacente.

Estos son los siguientes

- Pruebas serológicas y ESR para descartar la artritis reumatoide. La OA no desencadena la respuesta de fase aguda y por lo tanto no tiene impacto en la FBC, ESR o CRP
- Suero de ácido úrico para descartar la gota.
- Artroscopia, si se sospecha que el cuerpo está suelto o el menisco deshilachado.

- El líquido sinovial muestra la presencia de cristales de hidroxiapatita de calcio o, raramente, cristales de pirofosfato.

Si hay deposición de pirofosfato la calcificación es lineal

y si se depositan cristales de hidroxiapatita se convierte en una mancha.

DIAGNÓSTICO DIFERENCIAL DE LA OSTEOARTRITIS

Diagnóstico diferencial de la artritis osteoarticular

Características cardinales	Artritis infecciosa	Gota	Artritis reumatoide	Osteoartritis
1. Edad y sexo	O bien Sexo, de mediana edad	En general, los hombres... más de 40	Principalmente mujeres a menudo de 20 a 40 años.	Cualquiera de los dos sexos durante 40 años
2. Inicio	Inicio insidioso pobre y debilitado	Historia familiar. Historial de aparición repentina. Ataques agudos con dolor intenso sobre las articulaciones rojas, hinchadas y edematosas	Tendencia aguda heredada, inicio o síntomas constitucionales insidiosos presentes con anemia de pirexia pérdida de peso.	Inicio insidioso, progresivo y grosero. No hay síntomas constitucionales.

3. Participación conjunta característica	Tienden a afectar las articulaciones más grandes, es decir, caderas, rodillas, muñecas, codos y hombros.	Sólo una articulación afectaba al principio generalmente el metatarso-falángico del dedo gordo. inflamatorio (cristalino (sinovitis).	Poliarticular Generalmente temporomandibular en la extensión de la articulación de una articulación más pequeña al dedo gordo del pie inflamatoria (sinovitis).	Poliarticular o monoarticular... La articulación temporabular rara vez se ve afectada
4. Sitio del proceso patológico	Inflamatoria (sinovitis)	Inflamatoria (cristalina (sinovitis).	Inflamatoria (sinovitis)	No inflamatorio) (inflamación secundaria)
5. Historia	Artritis	Estrés	Malestar, fatiga,	Traumatismo,

anterior	gonocócica, fiebre, sarpullido, secreción uretral, hepatitis, etc.	traumático, alcoholismo, enfermedad familiar	rigidez.	envejecimiento.
6. Clínica curso	Un episodio	un episodio o periódico	Crónica	Crónica
7. Distribución	Asimétrico	Asimétrico	Simetría sinovial periférico	Asimétrica, ambas articulaciones cartilaginosas sinoviales
8. Dolor	Aguda acumulativa con calor y ternura	Acumulado Y severo.	Recurrente El dolor matutino... aliviado por ejercicio	El breve dolor matutino empeora el uso de las articulaciones.
9. Rigidez	Límite variable de dolor agudo e hinchazón Movimiento restringido temporalmente	Movimiento restringido limitado en la articulación afectada y ocasionalmente por contracturas de flexión	La rigidez matutina durante varias horas de crepitación fina limitó el movimiento restringido después de la inflamación.	Rigidez matutina durante unos minutos puede volver a ocurrir después de un largo descanso, RM limitada sólo las articulaciones afectadas

10. Hinchazón	La marcada hinchazón de las articulaciones en la infección de T.B. puede no ser obvia si se está sentado o es secundaria a la gota o a la AR.	Hinchazón eritematosa de la articulación afectada	Hinchazón de los tejidos blandos (por ejemplo, el dedo en huso)	Ampliación de las articulaciones óseas duras (por ejemplo, los nodos de Heberdon) al cuadrado de la base del pulgar
1 1. Rayos X	Engrosamiento de la membrana sinovial Marca rara facción de los huesos y aumento del crecimiento irregular alrededor de la articulación.	El depósito de urato alrededor de los tofos de las articulaciones puede estar presente en los oídos, la sangre, el ácido úrico elevado	Ampliación en forma de araña. No hay lapsus de osteofitos en la etapa inicial.	Desviación radial de las falanges terminales. Labios y osteofitos marcados, cartílagos y huesos absorbidos.

Además, el diagnóstico diferencial incluye

- Osteonecrosis y fractura de la tibia del fémur, o rótula
- Bursitis
- Desgarro de menisco
- Patología de cadera o tobillo
- La enfermedad de Lyme
- Tumor

- ➢ Radiculopatía lumbar leve
- ➢ Artritis séptica
- ➢ Tendinitis rotuliana

COMPLICACIONES DE LA OA:

Las posibles complicaciones de la OA incluyen...

- La descomposición rápida o completa del cartílago resulta en material de tejido suelto en la articulación (Condrolisis)
- Muerte del hueso (osteonecrosis)
- Fractura por estrés (grieta en la línea del cabello en el hueso que se desarrolla gradualmente en respuesta a la lesión o estrés repetido)
- Sangrado dentro de la articulación
- Infección en la articulación
- La ruptura de los tendones y ligamentos alrededor de la articulación, lo que lleva a la pérdida de estabilidad
- Nervio pellizcado (en la OA de la columna vertebral)

PROGNOSIS:

En la OA, la discapacidad marcada es menos común que la artritis reumatoide.

Los síntomas pueden ser bastante graves, especialmente en la afectación de las caderas, las rodillas y la columna cervical.

Aunque no hay cura, el tratamiento adecuado puede aliviar en gran medida los síntomas y, por lo tanto, mejorar la función.

EL TRATAMIENTO DE LA OSTEOARTRITIS:

Los objetivos del tratamiento de la OA son aliviar el dolor y reducir la inflamación, retardar la degradación de los cartílagos, mejorar la función y reducir la discapacidad.

La OA requiere una gestión prolongada de la enfermedad y ésta afecta principalmente a las personas mayores de 60 años, que son más propensas a la toxicidad de las drogas.

La gestión de la OA se divide en general en -

- No farmacológico
- Farmacológico, y
- Tratamiento quirúrgico.

PROTOCOLO SUGERIDO PARA EL MANEJO DE LA OSTEOARTRITIS

Debe ser usado

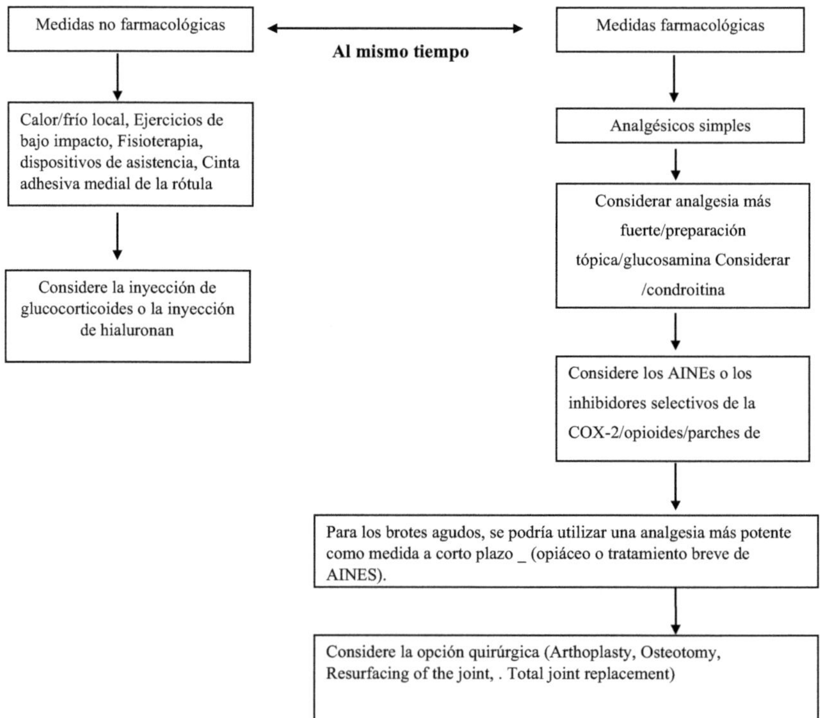

La artroplastia: Un cirujano quita partes de los huesos y crea una articulación artificial con componentes metálicos o plásticos

Osteotomía: Operación quirúrgica en la que se corta el hueso, se le da una pierna o se cambia su alineación.

UNA VISIÓN GENERAL DE LA ESTRUCTURA NORMAL DE LAS ARTICULACIONES Y LA OSTEOARTRITIS CON ESPECIAL REFERENCIA A LAS ARTICULACIONES DE LA RODILLA:

La articulación de la rodilla fue descrita anteriormente como ginglymus o articulación de bisagra, pero en realidad es de un carácter mucho más complicado. La rodilla es la articulación más grande y compleja del cuerpo. La complejidad resulta de la fusión de tres articulaciones en una.

Está formado por la articulación de las articulaciones femorotibial lateral, femorotibial media y femoropatelar y femoropatelar.

ANATOMÍA DE LA ARTICULACIÓN DE LA RODILLA:

La articulación de la rodilla es una articulación sinovial compuesta, que incorpora dos articulaciones condilares entre los cóndilos del fémur y la tibia, y una articulación de silla de montar entre el fémur y la rótula.

Por lo tanto, las superficies articulares de la articulación de la rodilla por

1. Los cóndilos del fémur

2. Los cóndilos de la tibia

3. La rótula

4.Los cóndilos femorales se articulan con los cóndilos tibiales por debajo y por detrás, y con la rótula por delante.

Ligamentos: La articulación de la rodilla se apoya en varios ligamentos. Son los siguientes...

1. La cápsula Articulada (capsular articular, ligamentos capsulares)
2. El ligamentum patellae (ligamento anterior)

3. El ligamento poplíteo oblicuo (ligamentum popliteum obliqum).

4. El colateral tibial (ligamentum collaterale tibiale , ligamento lateral interno)

5. Colateral fibular (ligamento colaterale fibulare lateral externo o ligamento lateral externo largo)

6. Ligamento cruzado (Ligamenta cruciate genu , ligamentos cruciales)

a. Ligamento cruzado anterior (ligamentum cruciate anterius, ligamento cruzado externo)

b. Ligamento cruzado posterior (llgamentum cruclatum posterlus, ligamento crucial interno)

7.Los meniscos medial y lateral.

8. El ligamento transversal (ligamentum transversum genu)

9. Los ligamentos coronarios

1. La cápsula articulada o cápsula fibrosa:

La cápsula articular es muy delgada y es deficiente en la parte anterior, donde es reemplazada por el cuádriceps femoral, la rótula y el ligamento patelar.

2. Ligamentum patellae:

Esta es la porción central del tendón común de inserción del cuadriceps femoral. El ligamento rótula mide unos 5 cm de largo y 1 cm de ancho. El ligamentum patellae está relacionado con las bursas infrapatelares superficiales y profundas y con la almohadilla de grasa infrapatelar.

3. El ligamento poplíteo oblicuo:

Corre hacia afuera y lateralmente, se mezcla con la superficie posterior de la cápsula . y se une a la línea intercondilar y al cóndilo lateral del fémur.

Está estrechamente relacionado con la arteria poplítea, y está atravesado por los vasos y el nervio genicular medio, y la parte terminal de la división posterior del nervio obturador.

4. El ligamento colateral tibial:

Superiormente, está unido al epicóndilo medio del fémur, justo debajo del tubérculo abuctor. Inferiormente, se divide en las partes anterior y posterior. Morfológicamente, representa el tendón degenerado del músculo aductor magnus.

5. Ligamento colateral fibular:

Morfológicamente, representa la unión femoral del peroneo largo. El ligamento es fuerte y como un cordón.

Superiormente, está unido al epicóndilo lateral del fémur, justo encima del surco poplíteo.

Inferiormente, está abrazado por los tendones del bíceps femoral, y está unido a la cabeza del peroné por delante de su ápice. Está separado del menisco lateral por el tendón del popliteo y por la cápsula.

6. Ligamentos cruzados:

Estas son bandas fibrosas muy gruesas y fuertes que actúan como enlaces directos de unión entre el fémur y la tibia.

Los ligamentos cruzados se denominan (a) Anterior y (b) Posterior según su fijación en la tibia.

a. **El ligamento cruzado anterior:**
   El ligamento comienza en la parte anterior del área intercondilar de la tibia. Se tensa durante la extensión de la rodilla...
b. **El ligamento cruzado posterior:**
   El ligamento comienza en la parte posterior del área intercondilar de la tibia. Se tensa durante la flexión de la rodilla. Los ligamentos cruzados son suministrados por vasos y nervios que perforan el ligamento poplíteo oblicuo.

7. **Menisci (ligamentos semilunares)**

Los meniscos son dos discos fibrocartilaginosos. Tienen forma de media luna. Profundizan las superficies articulares de los cóndilos de la tibia, y dividen parcialmente la cavidad articular en un compartimiento superior e inferior.

La flexión y la extensión de la rodilla tienen lugar en el compartimento superior, mientras que la rotación tiene lugar, en el compartimento inferior.

El menisco medial

El menisco medial es casi semilunar, siendo más ancho por detrás que por delante. Las fibras posteriores del extremo anterior son continuas con el ligamento transversal. Su margen periférico se adhiere a la parte profunda del ligamento colateral tibial.

El menisco lateral

El menisco lateral es casi circular. El extremo posterior del menisco está unido al fémur a través de dos ligamentos meniscofemorales.

El tendón del poplíteo y la cápsula separan el menisco del ligamento colateral tibial.

La parte más medial del tendón del popliteo está unido al menisco lateral. La movilidad del extremo posterior de este menisco está controlada por el popliteo y por los dos ligamentos meniscofemorales.

Funciones de los meniscos:

1. Ayudan a que las superficies articulares sean más congruentes.
2. Los meniscos sirven como amortiguadores.
3. Ayudan a lubricar la cavidad de la articulación
4. Ser la causa de su suministro de nervios. También tienen una función sensorial.

Dan lugar a impulsos propioceptivos.

6. **Ligamento transversal:**

Conecta los extremos anteriores de los meniscos medial y lateral.

7. **Los ligamentos coronarios:**

La cápsula fibrosa está unida a la periferia del menisco. La parte de la cápsula entre la menstruación y la tibia a veces se llama ligamento coronario.

LOS MÚSCULOS QUE PRODUCEN MOVIMIENTOS EN LA ARTICULACIÓN DE LA RODILLA:

Movimiento	Músculos principales	Músculo accesorio
Flexron	Bíceps femoral Semitendinoso Sartorius Semimembranoso	Gracillis Sartorius Popliteus Gastrocnemius
Extensión	Cuadriceps femoral	Tensor fasciae latae
Rotación medial de la pierna flexionada	Popliteus Semi membranoso Semi tendinoso	Sartorius Gracillis
Rotación lateral de la pierna flexionada.	Bíceps femoral	

Membrana sinovial de la articulación de la rodilla :

La membrana sinovial de la articulación de la rodilla recubre la cápsula, excepto en la parte posterior, donde es reflejada hacia adelante por los ligamentos cruciales, formando una cubierta común para ambos ligamentos.

En el frente, está ausente en la parte delantera de la rótula. Por encima de la rótula, se prolonga hacia arriba 5 cm o más como la bursa suprapatelar. Debajo de la rótula, cubre la superficie profunda de la almohadilla de grasa infrapatelar, que la separa de la rótula del ligamento. Un pliegue medio, el pliegue sinovial infrapatelar, se extiende hacia atrás desde la fosa intercondilar del fémur. Un pliegue alar se separa a cada lado del pliegue medio para alcanzar los bordes laterales de la rótula.

BURSAE ALREDEDOR DE LA RODILLA:

Se describen alrededor de 13 bursae.

Cuatro anteriores, cuatro laterales y cinco mediales. Estos son los siguientes

Anterior:

1. Bursa prepatelar subcutánea.

2. Subcutáneo infrapatelar

3. La profunda bursa infrapatelar

4. Bursa suprapatelar

Lateral :

1. Una bolsa profunda en la cabeza lateral del gastrocnemio.

2.. Una bursa entre el ligamento colateral fibular y el bíceps femoral.

3. Una bursa entre el ligamento colateral fibular y el tendón del popliteo.

4. Una bursa entre el tendón del poplíteo y el cóndilo lateral de la tibia.

Medial:

1. Una bolsa profunda en la cabeza medial del gastrocnemio.

2. La bursa ansasarina separa los tendones -de los Sartorius, los gracillis y los semitendinosos- entre sí, de la tibia y del ligamento colateral tibial.

3. Una bolsa profunda en el ligamento colateral de la tibia.

4. Una bolsa profunda hasta el semimembranoso.

5. Ocasionalmente una bursa está presente entre los tendones del semimembranoso y el semitendinoso.

Suministro de sangre:

Las principales fuentes son...

1. Cinco ramas genitales de la arteria poplítea

2. La rama genicular descendente de la arteria femoral

3. La rama descendente de la arteria femoral circunfleja lateral.

4. Dos ramas recurrentes de la arteria tibial anterior.

5. La rama fibular circunfleja de la arteria tibial posterior.

Suministro de nervios:

1. El nervio femoral, a través de sus ramas hasta los vastos, especialmente el vastus medialis.

2. Nervio ciático, a través de las ramas genitales de los nervios tibial y peroneo común.

3. Nervio obturador, a través de su división posterior.

Movimiento de la articulación de la rodilla:

- Los movimientos activos en la rodilla son la flexión, la extensión, la rotación medial y la rotación lateral. Entre estos movimientos de flexión y extensión están los principales movimientos. Estos tienen lugar en el compartimento superior de la articulación, por encima de los meniscos.
- La rotación medial del fémur se produce durante los últimos 30 grados de extensión, y la rotación lateral del fémur se produce durante las etapas iniciales de la flexión. Cuando el pie no está en el suelo, la tibia gira en lugar del fémur, en la dirección opuesta.
- El movimiento rotatorio de la rodilla es de pequeño alcance. Los movimientos de rotación pueden combinarse con la flexión y la extensión (rotaciones conjuntas), o pueden ocurrir independientemente en una rodilla parcialmente flexionada (rotaciones complementarias).
- La rotación de la conjunción tiene valor para bloquear y desbloquear la rodilla.

Bloqueo y desbloqueo de la articulación de la rodilla:

- El bloqueo se produce por la acción continua de los mismos músculos que producen la extensión, es decir, el cuádriceps femoral.
- El bloqueo se produce como resultado de la rotación medial del fémur durante la última etapa de extensión.
- Cuando la rodilla está bloqueada, está completamente rígida y todos los ligamentos de la articulación están tensos.
- La articulación de la rodilla bloqueada sólo puede flexionarse después de que se desbloquee mediante la inversión de la rotación medial, es decir, mediante la rotación lateral del fémur.
- El desbloqueo se produce por la acción del músculo poplíteo.

Morfología de la articulación de la rodilla

1. El ligamento colateral tibial es el tendón degenerado del aductor magnus.

2. El ligamento colateral fibular es el tendón degenerado del peroneo largo.

3. Los ligamentos cruzados representan los ligamentos colaterales de la articulación femorotibial originalmente separada.

Anatomía aplicada de la articulación de la rodilla:

Estructuralmente la rodilla es una articulación débil porque las superficies articulares no son congruentes.

a. Deformidad de la rodilla - La pierna puede ser anormalmente abducida (genu valgum o rodilla de golpe) o anormalmente aducida (genu valgum o rodilla de arco). Aparte de la OA puede ocurrir debido al raquitismo, mala postura o anormalidad congénita.

b. Lesiones en la rodilla - Las lesiones en el menisco se producen comúnmente por torsión. Esguinces en una rodilla ligeramente flexionada como al patear un balón de fútbol. El menisco puede separarse de la cápsula, o puede desgarrarse longitudinalmente (desgarro del mango del cubo) o transversalmente.

c. Enfermedad de la rodilla

1. La articulación de la rodilla puede verse afectada por enfermedades como la OA y diversas infecciones. Las infecciones pueden estar asociadas con la acumulación de líquido en la cavidad articular. Esto da lugar a la hinchazón por encima y a los lados de la rótula.

La aspiración del líquido puede hacerse pasando una aguja en la articulación a ambos lados de la rótula. Las bursas alrededor de la articulación pueden llenarse de líquido, lo que provoca una hinchazón.

2. Las lesiones de los ligamentos cruzados también son comunes. El cruzado anterior es más comúnmente dañado que el posterior.

El ligamento posterior está lesionado en la dislocación posterior de la tibia. La lesión puede variar desde un simple esguince hasta un desgarro completo.

3. Las lesiones de los ligamentos colaterales son menos comunes y pueden producirse por tensiones graves de abducción y aducción.

La OA es la causa más común de dolor crónico de rodilla en personas mayores de 45 años. El Colegio Americano de Reumatología (ACR) ha establecido criterios de excelente precisión para la identificación de pacientes con OA de rodilla sintomática.

DIAGNÓSTICO DE LA RODILLA OA POR CRITERIOS ACR

Usando la historia y el examen físico

Dolor en la rodilla (y 3 de los siguientes)

1. Más de 50 años de edad.

2. Menos de 30 minutos de rigidez matinal.

3. Crepitación en movimiento activo.

4. Ternura ósea.

5. Ampliación del hueso.

6. No hay calor palpable de sinovio.

Usando la historia, el examen físico y el hallazgo radiográfico

Dolor en la rodilla (y 1 de los siguientes)

1. Más de 50 años de edad

2. Menos de 30 minutos de rigidez matinal.

3. Crepitación en movimiento activo y osteofitos.

Utilizando la historia, el examen físico y los hallazgos de laboratorio

Dolor en la rodilla (y 5 de los siguientes)

1. Más de 50 años de edad

2. Menos de 30 minutos de rigidez matinal.

3. Crepitación en movimiento activo.

4. Ternura ósea.

5. Ampliación del hueso.

6. No hay calor palpable de sinovio

7. ESR < 40 mm/hr

8. Factor reumatord (factor RA) < 1: 40

9. Líquido sinovial, signo de osteoartritis. (Referencia : Altman,R, et al : arthritis Rheum 29:1039.1986) Sitio ACR directrices de diagnóstico.

ESCALA WOMAC:

La Universidad de Ontario Occidental y la Universidad Mc Master (WOMAC) es un conjunto de cuestionarios normalizados de uso exclusivo y ampliamente utilizado por los profesionales de la salud para evaluar el estado de los pacientes con osteoartritis de la rodilla y la cadera, incluido el dolor, la rigidez y el funcionamiento físico de las articulaciones.

En un estudio sobre la artritis en el que se utilizó la escala WOMAC se encontró una relación dosis-respuesta significativa entre el 10% del peso corporal y una mejora clínicamente significativa (o un descenso) en la función y el dolor de la WOMAC para las personas con osteoartritis de la rodilla.

El propósito de WOMAC es evaluar el dolor, la rigidez y la función física en pacientes con osteoartritis de cadera y rodilla. El WOMAC consta de 24 elementos divididos en 3 subescalas

1. Dolor (5 artículos) al caminar, al usar las escaleras, en la cama sentado o acostado y de pie .

2. Rigidez (2 artículos) Después de la primera caminata y más tarde en el día

3. Función física (17 artículos)

Uso de las escaleras, levantarse de la silla, pararse, agacharse, caminar, entrar y salir del coche, ir de compras, ponerse o quitarse los amortiguadores, levantarse de la cama, entrar y salir de la bañera, subir y bajar del baño, tareas domésticas pesadas, tareas domésticas ligeras.

Directrices de la ACR para el control médico de la osteoartritis de la rodilla. (actualizado en 2000)

Paso 1

Terapia no farmacológica:

a. La educación del paciente

b. Programas de autogestión (por ejemplo, la Fundación para la Artritis)

c. Apoyo social personalizado directamente o por teléfono

d. Programas de ejercicio aeróbico.

e. Si hay sobrepeso, pérdida de peso

f. Grabación medial de la rótula para la implicación del compartimiento patelo-femoral.

g. Terapia física que incluye ejercicios de amplitud de movimiento, ejercicios de fortalecimiento de los cuádriceps y dispositivos de asistencia para la deambulación.

h. Terapia ocupacional que incluye la protección de las articulaciones y la conservación de la energía, el uso de tablillas y dispositivos de asistencia para las actividades cotidianas.

Paso 2

Terapia farmacológica (más efectiva cuando se combina con la terapia no farmacológica anterior.

Enfoque de la terapia inicial:

a. Para el dolor leve a moderado y el control de los síntomas, se debe administrar acetaminofeno (hasta 4gm qd). Esta droga debe utilizarse con precaución en pacientes con enfermedades hepáticas existentes y evitarse en pacientes con abuso crónico de alcohol.

La capsaicina tópica o la crema de salicilato de metilo deben considerarse en pacientes que no responden al acetaminofén o que no desean tomar una terapia sistémica.

b. En caso de dolor moderado a intenso y de inflamación de las articulaciones, merece la pena considerar la aspiración e inyección intraarticular de glucocorticoides (por ejemplo, hexacetonida de triamcinolona 40mg) o de un antiinflamatorio no esteroide (AINE).

Enfoques alternativos cuando la terapia inicial da una respuesta inadecuada.

1. Inhibidores específicos de la ciclooxigenasa Z (COX-2).

2. Los antiinflamatorios no esteroideos (AINE) deben indicarse en dosis bajas y aumentarse a dosis máximas sólo si las dosis más bajas no son eficaces.

Se recomienda el uso de misoprostol o de un inhibidor de la bomba de protones si el paciente tiene factores de riesgo de hemorragia gastrointestinal superior (GI) o enfermedad ulcerosa.

3. Para pacientes con dolor moderado a severo y que tienen contraindicaciones para los inhibidores específicos de la COX~2 y (NSAID). Tramadol (200-300mg dividido uniformemente qid).

4. Uso de terapia intraarticular como el hialuronan o los glucocorticoides.

Paso 3

Gestión quirúrgica

Se debe considerar la posibilidad de remitir a un cirujano ortopédico a los pacientes con síntomas graves de OA que tengan un dolor que no haya respondido a la terapia médica y que tengan un deterioro progresivo de las actividades de la vida diaria. (Referencia: Subcomité de la Universidad Americana de Reumatología sobre la osteoartritis. Guías: Arthritis Rheum 43 (a):1905 -15, 2000) Farmacoterapia para la artritis osteoarticular.

TRATAMIENTO	DOSIS	COMENTARIOS
Acetaminofén Los AINE orales y los inhibidores de la COX-2	Hasta 1gm de qid	Prolonga la vida media de la warfain debe tomarse con la comida. El aumento del riesgo de miocardio infarto y derrame cerebral por

Naproxeno	375 mg de oferta	Los AINEs y especialmente los inhibidores de la COX-2 M.
Salsalato	1500 mg de oferta	Se producen altas tasas de efectos secundarios gastrointestinales, como úlceras y hemorragias.
Ibuprofeno	600mg-800mg	También puede causar edema e insuficiencia renal
Efectos tópicos de los AINEs	3-4 veces al día	Frota en la articulación. Pocas irritaciones sistémicas de la piel son comunes.
Diclofenaco Na 1% opiáceos en gel	4 gm qid (para las rodillas) varios	Los efectos secundarios comunes incluyen mareos, sedación, náuseas o vómitos de Opiáceos, sequedad de boca, estreñimiento, retención urinaria y prurito. y prurito Respiratorio y sistema nervioso central Puede producirse depresión.
. Capsaicina	**0.025%- 0.075% de crema**, 3-4 veces al día	Puede irritar las membranas mucosas.
Inyección intraarticular Esteroides Hialuronianos	varía de 3 a 5 inyecciones semanales dependiendo de la	dolor de leve a moderado en el lugar de la inyección.

	preparación	

El efecto de la OA de la articulación de la rodilla es irreversible. Sin embargo, la incorporación de la fisioterapia y el tratamiento farmacológico puede ayudar a reducir al mínimo los síntomas crónicos de la OA y facilitar las capacidades funcionales del paciente. Pero debido a los crecientes efectos secundarios de estos agentes farmacológicos, especialmente los relacionados con el tracto gastrointestinal, el uso excesivo de AINES causa ulceración gastrointestinal. Los síntomas gastrointestinales y a veces también las hemorragias, por lo que estos agentes deben ser prescritos con cautela.

ANATOMÍA NORMAL DE LA ARTICULACIÓN DE LA RODILLA

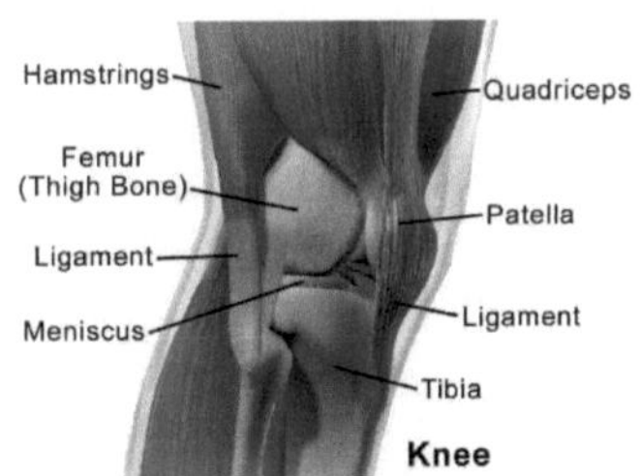

REVISIÓN AYURVÉDICA

REVISIÓN AYURVÉDICA

Sandhigata vata en Ayurveda:

En el Ayurveda hay una descripción concisa de Sandhigata vata. Sandhigata vata se describe en vata vyadhi como una entidad clínica independiente en los textos clásicos ayuvédicos. El Vata dosha es provocado por el dhatu kshaya o avarana prakriya y produce varios tipos de vata vyadhi.

PERSPECTIVA HISTÓRICA DE SANDHIGATA VATA:

El proceso de evolución del conocimiento de la Sandhigata vata es evidente si revisamos la literatura del sistema de medicina india. La historia del sistema de medicina india puede ser estudiada bajo el título de Pre-védica.

Período védico, período de Samhita, Sangraha kala, Nighantu kala. Adhunika kala.

PERÍODO PREVÉDICO - No hay ninguna referencia sobre el sandhigata vata en el período pre-védico. **PERÍODO VÉDICO** - Durante el período védico en Artharva veda, se dispone de la referencia relativa a la aparición de Sandhi vikara (ath 2/33/7,6/14/1), la importancia dada a la vata (Ath 8/2/3, 2/10/13) y el trastorno de la vata (Ath 9/8/21).

PERÍODO DE SAMHITA - Las referencias de Sandhigata vata como entidad clínica se encuentran en casi todas las samhitas. La enfermedad sandhigata vata está incluida en el capítulo de Vata vyadhi.

Charak Samhita-Charak Samhita explicó el vata de Sandhigata en el capítulo 28 de Chikitsasthan.

Sushruta Samhita - Sushruta samhita describió la lakshana en el capítulo 1 de Nidansthan y su chikitsa en el capítulo 4 de Chikitsasthan.

Bhel Samhita - Según Bhel samhita el vayu agravado alojado en el hueso y la médula ósea puede posiblemente causar vatavyadhi pero no se describió ninguna mención específica de sandhigata vata.

PERÍODO DE SANGRAHA:

Astanga Sangraha - Astanga Sangraha resumió la lakshana de sandhigata vata en el capítulo 15 de Nidansthana y su chikitsa en el capítulo 23 de chikitsasthan.

Astanga Hriday - Astanga Hriday ha descrito lakshana en el capítulo 15 de Nidansthan y chikitsa en el capítulo 21 de chikitsasthan.

Madhav Nidan - Madhav Nidan ha descrito la lakshana de Sandhigata vata en el capítulo 22. El Lakshana de sandhigata vata se da en las palabras de Sushruta.

Bhavaprakash - El Bhavaprakash explica la lakshana y el tratamiento de sandhigata vata en el capítulo 24 de Madhyam khanda vatavyadhi adhikara.

Chakradutta - Chakradutta, un tratado sobre principios y prácticas de la medicina ayurvédica ha tratado sobre el tratamiento de varios vata vyadhis en el capítulo [21].

Sarangadhara Samhita - En Sarangadhara samhita, cuando se describe sobre el vatavyadhi sólo se mencionan 80 tipos de vatavyadhi. Pero con respecto al vata dosha, lo discutió más detalladamente.

El texto ayurvédico escrito en el siglo XIX d.C.

Yogaratnakara - El Yogaratnakara también explicó acerca de Lakshana y el tratamiento del vata sandhigata en el capítulo de vata vyadhi adhikara de Purvardha.

Bhaisjya Ratnavalli - En Bhaisajya Ratnavalli, Vata vyadhi Prakarana el capítulo 26 trata el aspecto del tratamiento de Sandhigata vata.

ADHUNIK KALA

- Mahamahopadhyay Pandit Gananath Sen (1943) describió a Sandhigata vata bajo el título de Sandhivata Nidan. .
- Casi todos los Acharayas de Ayurveda después del año 1900 describieron Sandhigata vata.

Por último, el Gobierno de la India hará más hincapié en la atención de la salud de los ancianos a partir de 2008 en el departamento de Ayurveda, Yoga y Naturopatía, Unani, Siddha y Homeopatía (AYUSH). Dr. A.C. Kar, Lector y Jefe. Departamento de Vikriti Vigyan, Facultad de Ayurveda. IMS. BHU. describió a Sandhigata Vata como Osteoartritis en el Manual de Cuidado de la Salud Geriátrica a través de Ayurveda. El Taller Nacional de Ayurveda y Siddha para Geriátricos. Atención médica 23 y 24 de enero de 2008 prestar especial atención a la Sandhigata vata.

REVISIÓN DE SANDHIGATA VATA CON ESPECIAL REFERENCIA A JANU SANDHIGATA VATA:

La palabra Sandhigata vata se compone de 3 palabras. Son Sandhi, Gata, Vata.

La etimología, la definición y la interpretación específica se explican a continuación.

Sandhi :

Sandhi es una palabra de género masculino. Sandhi está acuñado en 3 partes.

"Sam" + "Dha" + "Kihi

"Sandhaanamiti, asthidvayasamyogasthanam"

Significa unión, conexión, combinación y unión de 2 huesos.

En general, sandhi significa la unión entre las dos cosas. En Ayurveda, shareera sandhi, es una palabra técnica que indica que es el lugar donde dos o más huesos se unen y la articulación puede ser de tipo fijo o con menos o más movimiento

Gata:

La palabra Gata existe en los 3 géneros y se deriva de 'gama' dhathu y 'ktin' pratyaya. "Gachati, janaati, yaatesti va"

Lo que ha ido o alcanzado.

Por lo tanto, la palabra gata puede utilizarse para denotar una initación de movimiento, llevando algo consigo, para llegar a un sitio en particular. Por lo tanto, en este contexto de sandhigata vata la ocupación es en asthi sandhi en el cuerpo.

Vata:

Vata es uno de los tridosha. Vata es una palabra para el género masculino. La palabra es "corned" de "Vaa" dhathu y "ktin" pratyaya.

Nirukti de Vata

Vata se deriva de "Va Gati Gandhanayoho"

es decir, moverse, hacer, conocer, tomar conciencia. El término "gati" tiene un significado como prapti, jnana, gamana, moksha.

El significado de Gandhana es como utsaha, prakashana, soochana, gandhana, prerana.

Considerando el significado diferente de Gati y Gandhana se entiende que el término "vata" actúa como un receptor y también como un estimulador. Por lo tanto, puede decirse que el vata es la fuerza biológica que reconoce y estimula todas las actividades del cuerpo. Así, colectivamente la palabra sandhigata vata significa la enfermedad resultante del asentamiento del vata dosha viciado en las articulaciones del cuerpo.

SANDHI:

- Como se describió anteriormente, el sandhi o las articulaciones son simplemente los lugares de encuentro de los huesos y son los asientos del sleshak kapha.
- Sandhi es también una madhyam roga marga (Ch. Su 11/48) .. Los majjavaha srotas mula son asthi y sandhi. (Ch. Vi 5/7-8). Sushruta clasificó a Sandhi como lo siguiente.

1.Funcionalmente o de acuerdo a los movimientos se clasificaron en 2 variantes (Ch Sha 5/26)

a. Chestavanta sandhi/móvil

Chestavanta sandhiare presente en sakha (miembro superior e inferior), hanu (articulación temporomandibular) y kati (cadera).

b.Sthira sandhi/inmóvil

Todas las demás, es decir, las suturas craneales, intervertebrales, costovertebrales, esternovertebrales pertenecen a sthira sandhis (articulaciones inmóviles o ligeramente móviles).

2. De acuerdo con la estructura:

Son de ocho variedades (Su Sha5/32)

a. Kora (articulación de bisagra), por ejemplo, anguli. manibandha, kurura, janu, gulpha.

b. Ulukhala (unión de la bola y el zócalo), por ejemplo, kakshya, bankshana, danta...

c. Samudga (Articulación de la cavidad), por ejemplo, guda, angsapeeth, bhaga, nitambha

d. Pratara e.g. griva, pristabangsha

e. Tuna sevani (suturas) p.ej. sira, kati

f. Vayashtunda, por ejemplo, Hanu.

g. Mandala (articulación anular) e. g. kantha, hriday, netra, kloma.

h. Sankhavarta, por ejemplo, sroth, sringatak.

Sushruta consideró a Janu sandhi bajo el sandhi de Gala y se subdividió bajo el sandhi de Kora.

FACTORES RESPONSABLES DE LA FUNCIÓN NORMAL DEL SANDHI:

Sleshak Kapha:

Entre los cinco subgrupos de kapha, el Sleshak kapha se encuentra en el sandhi. Sleshak se deriva de la raíz "slish" que significa abrazar, cohertar, mantener unido.

Sleshak kapha reside en el sandhi y ayuda en la lubricación del sandhi.

El sleshak kapha está compuesto principalmente por prithivi y Apa' mahabhuta y mantiene funcionalmente todas las partículas diminutas juntas.

Sleshma dhara Kala:

Sleshma dara kala es el cuarto kala que reside en todo el sandhi. El sleshma presente en un saco, lubrica las sandhi y les permite funcionar suavemente como una rueda que gira fácilmente sobre un eje bien engrasado (Su. Sha 4/18). Así, el sleshak mantiene todas las unidades juntas en un sandhi asegurando, la estabilidad, durabilidad e integridad del cuerpo en su conjunto.

Kapha apoya al sandhi. Cuando esto se debilita, el sandhi se suelta. Kapha es responsable de la snigdhatwa/untuosidad; sthiratwa/estabilidad y sandhi bandhana en el sandhi. (A.H Sui 1/3).

Vyana vata:

De los cinco tipos de vayu. vyan vayu está presente en todo el cuerpo (Ch.Chi 28/9). Según la sangraha de Astanga y Hriday, kati, pada. sandhi, asthi. majja. y srotas son el sitio de vyan vayu. Vyan vayu es responsable del Gati o transporte de todos los dhatus, ayuda en la función de prasarana, akunchana, akshepa, vikshepa, nimesha, y otros movimientos. (Ch Chi28/9). Aquí en este contexto podemos decir que Vyan vayu proporcionando gati en el cuerpo como uno 3 de la función ayuda en el prasarana y akunchana del sandhi.

Gaya Das comentando sobre el Sushruta samhita ha citado que el vyan vayu funciona en todo el cuerpo por lo que también reside en el sandhi.

Bagbhatta afirma que vayu se encuentra en asthi en relación con 'Asharaya asharayi sambhandha', donde el aumento de vayu conduce a Asthi kshaya.

Snayu:

Los snayus se llaman así porque unen la mamsa, el asthi y las medas. Snayu son 900 en nos. De estos 600 están en cuatro extremidades, 230 están en el tronco y 70 en el cuello solamente (Su. Sa. 5/34).

Snayu puede agruparse en cuatro cabezas distintas, a saber

a. Pratanbati Se encuentran en las extremidades y las articulaciones.

b. Anillo Vritta en forma de, por ejemplo, khandara

c. Prithu Los ligamentos del pecho, la parte trasera de los dos lados y la cabeza.

d. Sushir Se encuentran al final de amashaya, pakwashaya y vasti Pradesh. (Su. Sha. 5/38).

En relación con el janu sandhi, hay 10 snayus presentes en el janu sandhi. Sushruta describe que así como un barco que consiste en tablones se vuelve capaz de llevar la carga de los pasajeros en el río después de ser atado correctamente con un haz de cuerdas, todas las articulaciones del cuerpo están atadas con muchos ligamentos por los cuales la persona es capaz de soportar la carga. (Su. Sa. 5/ 34-42).

Peshi:

Según Sushruta, hay 500 peshis presentes en el cuerpo. Entre ellos 400 están en las extremidades (extremidades superiores e inferiores). Cinco pesis están presentes en Janu sandhi. Son estructuras fuertes que ayudan a mantener la alineación de la articulación. (Su. Sa. 5/45).

Sanghata:

Los ensamblajes de huesos se conocen como Sanghata. Hay 14 sanghatas. De 14 Sanghata, uno está situado en Janu Sandhi. (Su. 83. 5/28).

Janu Marma:

Los marmas son los puntos anatómicos vitales del cuerpo humano. Los janu marma se encuentran entre la jangha (pierna) y la urvi (muslo) y cualquier lesión en ellos puede dar lugar al khanjata (Su. Sa. 6/25). Janu Sandhi es uno de los Vaikalyakar marma sandhi marma de 3 medidas de angula que es soumya y sheetala yukta. Por lo tanto, no es pranahara.

Siras y Dhamani:

Las siras Kapha vaha que llevan prakrita kapha mantienen el sandhi, aseguran su sthirata, aumentan su bala etc. (Su. Sha. 7/12-14).

SINÓNIMOS DE SANDHIGATA VATA:

Los probables sinónimos de sandhigata vata utilizados en los diferentes contextos o considerados por los comentaristas como equivalentes a sandhigata vata son los siguientes:

Charak	**Sushruta**	**Chakrapani**
Sandhigata Anila	Sandhigata vata	Gulpha vata
Khuda vata	Vata kantaka	
Vata khudda		

CLASIFICACIÓN DE SANDHIGATA VATA:

La Sandhigata vata puede clasificarse de diferentes maneras:

1. A la manera de samprapti se puede clasificar como

a. Dhatukshaya janya sandhigata vata Kshaya de dhatu es la causa principal de Vata vyadhi.

b. Avaranajanya sandhigata vata la causa principal es la avarana de kapha por vayu.

c. Tanto kshaya como avarana

2. También puede clasificarse en Nija y Agantuja Nija se debe a dhatukshaya janya y a agantuja se debe a un trauma.

3. Dependiendo de la curabilidad, esto puede clasificarse como sadhya y asadhya. Sin embargo, en los textos se describe que los vatarogas son incurables por naturaleza, lo que puede considerarse que prevalece con el dhatukshayaja vata vyadhis. Pero la curabilidad del origen traumático depende de la cantidad de trauma y la extensión de la parte dañada. Por lo tanto, se infiere que el daño traumático puede ser curado si es atendido adecuadamente.

NIDAN:

El factor agravante del vata puede considerarse igual que en el caso del vata sandhigata, ya que no se mencionan especialmente los factores etiológicos.

Charak ha descrito algunos factores que pueden viciar el vayu. Son los siguientes...

1. Ingesta de alimentos untuosos (no grasos), fríos, escasos y ligeros.

2, Excesivas indulgencias sexuales.

3. Permanecer despierto por la noche.

4. Medidas terapéuticas inapropiadas (Panchakarma y otras).

5. Administración excesiva de medidas terapéuticas.

6. Manteniendo la rapidez en exceso.

7. Nadar en exceso.

8. Ejercicio físico excesivo y esfuerzo similar.

9. Pérdida de elementos del tejido dhatus

10. Emaciación excesiva por la preocupación, la pena y la aflicción por la enfermedad. 11. Dormir en camas incómodas y sentarse en asientos incómodos.

12.Ira, dormir durante el día, miedo y supresión de los impulsos naturales.

13. Formación de ama (Acumulación de productos de digestión y metabolismo inadecuados), sufrimiento de traumatismos y abstinencia de alimentos.

14. Lesiones en marma (puntos vitales del cuerpo);

15. Cabalgando sobre un elefante, un camello, un caballo o un vehículo de movimiento rápido, y cayendo de los asientos de estos animales y vehículos.

Sushruta ha descrito algunos factores que son responsables de viciar el vata

1. Luchando contra una persona más fuerte.

2. Ejercicio excesivo, indulgencia sexual excesiva, lectura excesiva.

3. Cayendo desde lugares más altos.

4. Correr en exceso, traumas, nadar, levantar pesas y permanecer despierto por la noche.

5. Montando en elefante, caballo y carro.

6. La ingesta excesiva de cosas amargas, astringentes y picantes.

7. Toma de propiedades y cosas secas, ligeras y frías.

8. consumo de carne seca y verduras de hoja.

9. La ingesta de khudhanya (un tipo de trigo), udalak (un tipo de arroz), legumbres (muga, masur, matar etc.).

10. Manteniendo rápidamente en exceso, hábitos dietéticos irregulares. 11.Dormir en una postura no deseada.

12. Supresión de la orina, las heces, el semen, los estornudos y la erección.

(Su. Su. 21/19).

Astanga Hridaya en Nidansthan (AH. Ni. 1/13) ha descrito algunos factores responsables del vicio de los vata.

Vata sufre prakopa o agravamiento o vicio por lo siguiente

- Exceso de comida amarga, picante, astringente, seca y fría.
- Ingesta de una dieta insana, alimentos de mala calidad, secos (sin humedad), en cantidades muy inferiores, ingesta de alimentos en la sed, consumo de agua en el hambre...
- exceso de sangre, exceso de purgación y otras terapias y otras terapias, supresión de los impulsos del cuerpo, mantenerse despierto por las noches
- La exposición a la brisa directa pesada, la indulgencia excesiva en las actividades físicas, las relaciones sexuales, las actividades extenuantes como la lucha con una persona fuerte o la contención de la misma, la flexión del arco que son muy duras.
- Salto de altura, saltar de manera desordenada, caminar largas distancias, leer en alto durante mucho tiempo, correr y nadar durante largos períodos, asalto, sujetar animales indómitos como el toro, el aburrimiento, el elefante, etc.
- Lanzar piedras (pesadas), rocas, metal, troncos de madera, caídas de altura, conducción excesiva, asalto a otros Miedo, pena, emociones repentinas, etc. y
- Vata se agrava en las estaciones de grishma (verano) y varsha (lluvias). por la tarde y más tarde parte de la noche y al final de la digestión de los alimentos. Madhav Nidan, en el capítulo 22, ha descrito los factores responsables del vicio de vata que son similares a los factores descritos en Charak Samhita.

PURVA RUPA (Síntomas Prodromales)

En vata vyadhi los síntomas indistintos no manifestados (avyakta) de la propia enfermedad se consideran como purva rupa (Ch chi 28/19). Por lo tanto, la característica clínica de la sandhigata vata en su forma más suave puede considerarse como purva rupa.

RUPA (Síntomas)

En el texto ayurvédico se mencionan muy pocos síntomas cardinales con respecto a la sandhigata vata que son comunes para todas las articulaciones. Pero en una articulación individual pueden aparecer algunos síntomas según los movimientos, la relación con otra estructura, la naturaleza de las articulaciones, etc.

Mesa: Rupa

Síntomas	Cha Sam	Sus Sam	A Hr	A Sa	M Ni	B P	Y R
Sandhi Shula	+	+	+	+	+	+	+
Sandhi sotha	+	+	+	+		+	+
Sandhi Stambha		+			+		
Atopa					+		
Prasarana Akunchana Vedana	+	+	+	+	+	+	+
Hanti							

Sandhi Shula : (Dolor en las articulaciones)

Shula es el síntoma principal de prakupita Casi todos los estudiosos del Ayurveda han mencionado a sula como un síntoma cardinal en el sandhigata vata. Sula puede ser comparable con el dolor. El dolor suele aumentar con el movimiento. Sin cubas, no se producen cierres.

Sandhl Sotha: (Inflamación en las articulaciones)

La mayoría de los autores han mencionado estos síntomas. en los recipientes de ssndhlgsts. prakupita vsta se enlista en sandhl, por lo que hay un amplio margen para que los veterinarios se acumulen allí resultando en sotha. La enfermedad puede ser comparable a la inflamación, la hinchazón o la hinchazón. El acharya Charak ha citado que el tipo de sotha ls "vete puma druida spars/79" se ve en las cubas de Sandhlgata (Ch chi 28/37). Esto puede explicar que el sotha es del tipo vatik y al palparlo, se siente como "una bolsa llena de slr" al tacto.

Sandhl Stambha: (Cansancio en las articulaciones)

Varios pacientes de las cubas de Sandhigata se manifiestan con los síntomas de la estambra de arena, que se desarrolla debido al agravamiento de la vata. Puede ser comparable con la rigidez de la articulación o la rigidez matinal. Como curso natural, el vata se agrava durante la última parte de la noche y la estambra puede desarrollarse durante ese período, que se experimenta por la mañana, cuando los pacientes se levantan y empiezan a caminar. Hoy la OMS ha dicho que en la artrosis, la rigidez matinal dura menos de 30 minutos. Por lo tanto, disminuye en el curso diario del movimiento. No hay relación entre la gravedad de la degeneración y la rigidez matinal. Se debe al espasmo de los músculos.

Atopa : (Crepúsculo)

Estos síntomas se explican en Madhav Nidan. Al comentar la palabra Atopa en otro contexto, Madhukoshakara cita la opinión de Gayadas y Kartika, es decir, "Atopa Chalachalanamiti Gaysdasha Gudaguda Shabdamiti Kartikah". También Bhavamishra dice 'Atopogudagudashabdaha'. Así podemos decir que Atopa en este contexto es el sonido producido por el movimiento de las articulaciones, es decir, el crepúsculo.

Prasarana Akunchanyo Vedana: (Dolor durante la flexión y la extensión)

El acharya Charak ha mencionado estos síntomas. Puede ser comparable con el dolor durante la flexión y la extensión de la articulación involucrada, lo que conduce a una restricción del movimiento de la articulación. Los Sandhi están hechos para realizar la función de Akunchana y Prasarana. Cuando el prakupita vata se localiza en sandhi, obstaculiza la función normal de Sandhi que resulta en vedana durante Akunchan y Prasarana.

Sandhin Hanti: (Destrucción de la articulación)

Esto lo describe Sushruta. Este es un estado tanto de síntomas como de patología. Esto puede ser comparable con el ión de destrucción de las articulaciones afectadas que puede manifestarse últimamente. Es posible que esto no se vea en las primeras etapas. Según Sushruta. cuando la enfermedad se agrava, el vata viciado por el nidan sevan, puede afectar a las articulaciones, llevando a la shula, a la atopa y finalmente lleva a la destrucción del hantii.e. de las articulaciones afectadas. A veces la destrucción completa de los tejidos de la articulación puede preceder a las condiciones previas. En la osteoartritis, la rodilla arqueada, la rodilla golpeada puede ocurrir debido a la destrucción de la articulación de la rodilla. Las características mencionadas para la sandhigata vata también están presentes en la osteoartritis, por lo que la sandhigata vata puede ser comparable con la enfermedad de la osteoartritis.

Lakshana de acuerdo con el predominio de los Doshik:

Vatanubandha - Más dolor y sensibilidad en las articulaciones afectadas.

Pittanubandha - Enrojecimiento de las articulaciones, sensación de ardor en las articulaciones.

Kaphanubandha - Rigidez, pesadez (gurutwa) de las articulaciones afectadas, picor (kandu) en las articulaciones afectadas.

SAPEKSHA NIDAN (DIAGNÓSTICO DIFERENCIAL)

Sapeksha nidan juega un papel importante para llegar a una decisión exacta entre diferentes enfermedades que presentan características clínicas similares. Mesa: A continuación se mencionan algunas de las condiciones en las que se produce la participación del sandhi junto con los estudios comparativos de los síntomas-

Factores	Sandhigata Vata	Amavata	Vatarakta	Koshtrushirsha	Asthimajjagata vata
Ama	Ausente	Presente	Ausente	Ausente	Ausente
Jwara	Ausente	Presente	Ausente	Ausente	Ausente
Hridgaurava	Ausente	Presente	Ausente	Ausente	Ausente
Edad	Vejez	Cualquier edad			
Vedana	Prasarana Akunchana Pravrutti	Vischik Danshavata Vedana	Mushik Danshavata Vedana	Tivra	Toda
Sotha	Vata purna driti sparsha	Sarvanga	Mandal yukta	Koshtruk Shirshavat	
Sandhi	Una articulación grande y con peso	Un gran lugar...	Pequeña articulación	Sólo Janu (Rodilla)	La articulación grande y la pequeña

SADHYA ASADHYATA (PRONÓSTICO)

Sandhigata vata. es una variedad de vata vyadhi y vata vyadhi son considerados como la MAHAGADA y son kastasadhya vyadhi (Su Su 33/4). Sandhigata vata es también un madhyama roga margata vyadhi. La enfermedad situada en marma y madhyam roga marga es kasthasadhya. (AH Su/1 I30)

El acharya Charak comenta la palabra "Khudavata". Charak explica el significado de Khudavata como Gulphavata o sandhigata vata. Este vata sandhigata puede considerarse como kastasadhya vatavyadhi (Ch Chi 15/18)

La Sandhigata vata es una enfermedad que se produce en la vejez debido a dhatu kshaya, por lo que no puede considerarse como sukhasadhya. Puede ser krichasadhya o yapya, dependiendo del momento del inicio y la cronicidad (Ch Sha 7/15).

Charak dice que la rigidez y el desorden localizados en Malia y Asthi son kasthasadhya o yapya debido a la profundidad de su localización (Ch Chi 28/74).

UPADRAVA (Complicación)

Se considera que las complicaciones son la asociación de visharpa (celulitis que se propaga), Daha (sensación de ardor), ruka (dolor excesivo), sanga -obstrucción (al paso de la orina y las heces, etc.), murcha (desmayo), aruchi (anorexia), agnimandya (capacidad digestiva deficiente), kshina mamsa (demacración), kshina bala (pérdida de poder) (M N 22/78).

CHIKITSA (Tratamiento)

- El vata sandhigata es una enfermedad vattik, que se produce principalmente debido a Dhatu kshaya, por lo que se puede adoptar un tratamiento general del vata vyadhi como snehan, swedan, mridu virechan, basti, etc. (Ch.Chi.28/84-89).
- Acharaya Charak ha mencionado claramente en vatavyadhi chikitsa sthana 'Brumhana yaccha tat sarvam prashastam vataroganam'. El Brimhana mide en diferentes formas como bholana, snigdha swede, seka, vasti etc. que son beneficiosas para los pacientes que sufren de vata rogas.
- En la gestión de Sandhigata vata, todos los acharayas dan una importancia primordial a Snehana chikitsa. Snehana puede realizarse tanto en Bahya como en Abhyantara. Bahya Sneha incluye -Abhyanga, tarpana, Murdha taila etc. y Abhyantara Sneha incluye Bhojana, pana, nashya y Basti.
- Sushruta (Su.Chi.4/8). Vagbhatta (A.S.Chi.23/13) y (B.P. madhyamkhanda 24/259) han descrito enehana, upanaha, mardana. dahakarma, procedimientos especialmente para el tratamiento de sandhigata vata.
- Uso de drogas con propiedades de vedana sthapana, sothara, balya, rasayana, sandhanya y anulomana.
- Chakradutta y en Bhaishjya Ratnavalli se habla de vatahara ganas. Chakradutta mencionó drogas como Aswagandha, bala, Dasamoola, Sunthi, Rasna etc. Y Bhaishjya Ratnavalli mencionó a Nirgundi; Guggul, Gandha prasarani, Rasna, Bala Sigru etc.

Mesa: El tratamiento de Sandhigata Vata mencionado por diferentes

	Su chi4/78	**AH chi 21/22**	**CD 22/9**	**BP madyam kh 24/259**	**BR 26/14**
Snehan	+		+	+	+
Mardan	+		+		+
Swedan		+			
Upanaha	+	+	+	+	+
Bandhana	+		+		+
Agnikarma	+	+	+	+	+

TRATAMIENTO ESPECÍFICO DE LA SANDHIGATA VATA:

De nuevo, hay Tribidh rogamarga-sakha, marma asthi sandhi y kostha (Ch.8u.11/48). Asthi. y su sandhi, snayu y kandara, que están unidos al asthl y a la unión del asthi, son considerados como la madhyam rogamarga. El Sandhigata vata también puede ser considerado como el Madhyam Roga Margata vyadhi en el que vayu se aloja en Sandhi.

Por lo tanto, para el tratamiento de Sandhigata vata se deben seleccionar drogas que actúen tanto en el vayu como en el asthi. Según Charaka. en Asthi dhatu dushti o en Asthigata vyadhis deben adoptarse los siguientes principios como medidas curativas.

El tratamiento que debe darse es el karma Pancha específicamente Basti. medicamentos predominantes de propiedades tikta preparados a partir de leche y ghee (Ch. Su. 28/27).

Por lo tanto, el presente estudio se lleva a cabo para evaluar la eficacia de este principio de tratamiento mediante la selección de una ghrita medicada predominante en Tikta rasa para Basti. También para el saman de vayu, la droga de ushna guna es seleccionada de entre los clásicos. Como Charak también ha mencionado en el Siddhi sthan " Basti es considerado como la mitad de todos los tratamientos e incluso a veces el tratamiento completo y tiene la capacidad de eliminar los doshas viciados de todo el cuerpo.

El medicamento seleccionado para el ensayo clínico es Aswagandha ghrita.

(Ref. Chakra Dutta de Sri Chakrapani Datta)

(Ref. Bhaisajya Ratnavalr)

Los siguientes preparados medicinales se prescriben según la prakriti de los pacientes y su estado. Se señalan a continuación

A) PREPARACIONES DE GUGGULU m SANDHIGATA VATA:

1. Trayodashang Guggulu
2. Yograj guggulu
3. Maha yograj Guggulu
4. Rasnadi Guggulu

B) EL YOGA DEL CARNERO USADO EN EL SANDHIGATA VATA:

1. Rasa Raj rasa
2. Maha Vat Vidhamsa Rasa
3. VatVidhamsa Rasa

4.VatGajankush Rasa

5.Vatari Rasa

6. Sarvanga Sundar Rasa

7. Talkeshwar Rasa

C) KASHAYA USADO EN EL SANDHIGATA VATA:

1. Maharasnadinath
2. Rasna Dasamoola Kwath
3. Nagaradikwath
4. Gokshur adi kwath

D) OTRAS DROGAS UTILIZADAS EN LA SANDHIGATA VATA:

1. Rasnadicurna
2. Balarista
3. Rason panda
4. Ajmodadi vati

E) LOS ACEITES MEDICINALES Y EL GHEE UTILIZADOS EN LA SANDHIGATA VATA:

1. Aswaganda ghrita
2. Bala Taila .
3. Vishnu Taila
4. Narayan Taila
5. PrasariniTaila
6. Visa garbha Taila
7. Mahavisagarbha Taila
8. Brihat Sa indhavadi Taila
9. SaindhavadiTaila
10. Ksheera Bala Taila

PATHYA (Dieta y régimen):

La dieta y los regímenes para los pacientes que sufren de la enfermedad de Vattika son los siguientes...

1. Oleación (snehan), fomentación (swedana), masaje (abhayanga), enema medicinal (basti), purgante untuoso (sneha virechana), manteniendo el aceite sobre la cabeza a través de un recipiente con tapa de cuero (sirobasti), masaje con aceite en la cabeza (sirah sneha), terapias de fumadores untuosos (snaihika dhuma), gorjeo tibio y untuoso (gandusha) y terapias de inhalación untuosa (snaihika nashya).

2. Sopa de carne, diferentes tipos de leche, carne y grasa, dieta preparada añadiendo grasa, frutas ácidas y untuosas así como alimentos salados.

3. Kumkuma, agaru, patra, kustha, ela y tagara

4. Ropa pesada hecha de lana, cuero y algodón y

5. Bañarse al sol, residir en un sótano subterráneo, dormir en una cama blanda, exponerse al calor del fuego y abstenerse del sexo. (B. R)

(Dieta y régimen contraindicado):

La dieta y la comida no saludables para el paciente de la enfermedad de vata son las siguientes: gramos, guisantes, nivara, venu, kuruvind y variedades similares de arroz, harina obtenida de los granos kodrava y syama, granos producidos por la hierba, rajamasa, mudga, agua obtenida de los estanques y el río, agua contaminada, cebada, jambu, kaseru, trinakam, nueces de betel, palma mrinala, semillas de judías blancas, pulpa de semillas de frutas de palma, saluki, tenduka, karavellaka, frutas de palma inmaduras, simbi, verduras de hoja, udumbara, agua fría, leche de asno, comidas incompatibles, cítricos, comidas agrias y amargas.

Medidas y actividades perjudiciales para los pacientes de enfermedades vata: preocuparse por permanecer despiertos durante la noche, suprimir los impulsos naturales, vómitos, exceso de trabajo, langhana (ayuno), sangrado, relaciones sexuales excesivas. Montar en elefante y caballo, caminar en exceso, estar ocioso durante horas.

MATRA VASTI

La terapia Panchakarma es una de las ramas importantes del Ayurveda que se ocupa principalmente de la purificación de los doshas probados (fisiológicos o patológicos) del cuerpo. El término sánscrito Pancha Karma traduce cinco procedimientos terapéuticos. "Pancha" se refiere al número cinco y el "karma" se refiere a la terapia que produce la hemostasia.

Desde el último decenio, la asignación de fondos se ha centrado cada vez más en la terapia del Panchakarma para su reactivación y para examinar su eficacia en diversos trastornos.

El karma clásico de la Pancha se puede dividir en

1. Purvakarma consiste en medidas preparatorias como Ianghana, pachana, snehana y swedan

2. El karma de Pradhana consiste en las principales medidas de purificación que son cinco en número

- ❖ Vaman (Terapia Estética)
- ❖ Virechan (Purgativetherapy)
- ❖ Asthapana Basti (decocciones medicinales administradas por vía rectal o enema decoctivo)
- ❖ Anuvasana Basti (aceite medicado o ghee administrado a través de un enema de recto o de oleus)
- ❖ Siro Virechana/Nasya (medicación nasal)

3. Paschat Karma aconsiste en un régimen especial de post-terapia

- ❖ El karma de Samsarjan
- ❖ Tratamientos con Rasayana
- ❖ Drogas de Samana.

BASTI KARMA

El proceso de administración de aceite medicinal o decocción por vía rectal, uretral o vaginal se conoce colectivamente como Basti. Literalmente el término Basti se refiere a la vejiga urinaria. De hecho, Basti es el elemento más importante del procedimiento del samsodhan. El término "Basti" se deriva del hecho de que el Basti yantra o aparato utilizado para introducir los materiales medicinales está compuesto de basti o vejiga urinaria. Esto es descrito por Sushruta y otros (Su chi 35/14-16), A H Su 19/1. Sha . uttar 5/1). Todas aquellas drogas o medicamentos que se introducen por el recto con la ayuda del Basti yantra se designan como BASTI. Generalmente, el basti puede aplicarse en la uretra denominada Uttara Basti.

Aunque la Terapia Basti tiene su alcance en todo tipo de dolencias que implican diferentes tipos de dosha dushya adhisthan, se supone que el basti es el específico o principio de tratamiento de la enfermedad vattik (A.H.Su.1/25). La importancia relativa del vata ya se conoce, ya que tiene una influencia predominante en las tres rutas principales de las enfermedades, a saber, la sakha, la kostha y la marma. Además, es responsable de la formación, comunicación y propagación del sweda, mala, mutra kaphya y otras sustancias biológicas. Siendo Basti el principal tratamiento para un factor tan importante, se considera que los procedimientos terapéuticos son de máxima importancia. Por eso se dice que Basti es la mitad del tratamiento completo (Ch Si 1/40) y a veces un tratamiento completo).

TIPOS DE BASTI

Hay varios tipos de Basti como se describe en los clásicos ayurvédicos. Se basan en puntos de consideración anatómicos, farmacológicos y fisiológicos, sus números y nomenclaturas. Básicamente Basti puede clasificarse en tres tipos (Ch. Sid. 10/8; AH. Su. 19/2).

1. Anuvasana Basti (enema de oleus)

2. Niruha Basti o el Asthapana Basti (Enema no óseo)

3. Uttara Basti (Uretral o Vaginal Basti).

Sushruta ha clasificado a Basti en dos tipos. Son...

1. Niruha Basti o Asthapan Basti

2. Snaihika Basti o Anuvasana Basti

SNAIHIKA BASTI O ANUVASANA BASTI

Se dice que el Basti que tiene sneha dravyas (aceites o ghrita) como ingredientes principales es Anuvasana o Snaihika Basti. Sushrut al explicar en su nirukti describió que el basti que se retiene en el cuerpo y no produce ningún dosha en el cuerpo y puede ser dado diariamente puede decirse es Anuvasana basti (Su. Chi. 35/18). De acuerdo con la dosis del sneha, se puede dividir en 3 tipos -

1. **Sneha Basti** - En este Basti se deben administrar 240ml (6 palas) de aceite medicado.
2. **Anuvasana Basti** - En este Basti se administran 120ml (3 palas) de aceite medicado de moho.
3. **Matra Basti** - En este Basti se deben administrar 60ml (1 ½ pala) de aceite medicinal.

MATRA BASTI

Matra basti es una variedad de Anuvasana basti y el aceite medicado o ghee se introduce en la pakwashaya a través del recto por un instrumento (basti yantra). Según Sushruta, Matra Basti es un tipo de Anuvasana 5an que es menos en un cuarto y se hace sin restricción (Su. Chi. 35/18).

Charak Samhita : Matra Basti se describe en Sneha vyapada Siddhi Adhaya (Cuarto capítulo de Charak Siddhasthana). Describió la indicación de la dosis y las cualidades de Matra Basti.

Sushrut Samhita: En Sushrut Samhita, Matra Basti se explica en Netra Basti pramana pravibhaga Adhaya (Treinta Capítulo de Chikitsa Sthana)

Astanga Sangraha: Matra Basti se describe en Basti vidhi Adhaya (28° capítulo de Sutrasthana). Ha equiparado a Matra Basti con Madhu Tailika Basti. Describió la dosis, la indicación y las cualidades de Matra Basti. La descripción es casi similar a la de Charak samhita. Ha mencionado específicamente la contraindicación de Matra Basti.

Astanga Hriday: En este Samhita, Vastividhi Adhaya (19° capítulo de Sutra sthana) describe sobre Matra Basti. Las descripciones son similares a las de Astanga Sanghaha, pero no se encuentran contraindicaciones de Matra basti.

Kashyap Samhita: En Kashyap Samhita, Matra basti se describe en Vasti visheshaneeya Adhaya (8° capítulo de Khila sthana). Describió la matra de Uttam, Madhyam y Kaniyasi de Matra Basti; ha descrito a Matra Basti en Niños que han renunciado a la lactancia materna.

Chakra Dutta: Chakra Dutta no mencionó a Matra Basti pero ha descrito las tres dosis de Anuvasana. En su texto, dos capítulos, a saber, Anuvasanadhikara y Niruhadhikara, trataban de Anuvasana y Niruha Basti respectivamente.

Dosis de Matra Basti: El Matra Basti es llamado así por la dosis de ' el sneha tan usado en él es muy menor en comparación con la dosis del sneha basti. El término 'Matra' da varios significados con respecto a diferentes contextos, como la medición, la cantidad, el tamaño, el número de duración y el grado de movimiento, la unidad de tiempo. Pero en el presente contexto el término "metro" da el significado de la unidad de medida, es decir, de la cantidad de Basti dravya. Basti también tiene un significado diferente según el contexto, pero en el presente contexto se considera como un procedimiento terapéutico de PanchakKarma.

El término Matra Basti es popular por su cercanía sólo porque el sneha se administra en el 'Hraswaha matra' (poca cantidad).

Según Vagbhatta, Matra Basti se recomienda en la dosis igual a la de Hraswa Snehapana (A H su 19/ 67). El Matra que se digiere en 2 Yama, es decir, 6 horas, se llama Hraswa Matra de snehapana, pero la dosis necesaria para ser digerido en 2 yama no se menciona.

Según Sushruta, la dosis de Matra Basti es como la mitad de la dosis del Anuvasana Basti y también la dosis de Anuvasana Basti es la mitad de la dosis de Sneha basti en Sneha Basti la dosis se da la mitad de la dosis total de Niruha Basti. Así, en su opinión, la cantidad de sneha basti es de 6 palas, la de Anuvasana es de 3 palas mientras que la de Matra Basti es de 1 V2 pala (Su Chi 35/18).

Indicaciones:

En Dalhan sobre Su chi 35/18 afirma que Matra Basti puede conquistar los doshas, no necesita ningún régimen estricto, da fuerza y elimina los desechos (heces, orina, etc.) fácilmente.

El Matra basti está indicado para niños, de edad, que están sujetos a largas caminatas, llevando carga, ejercicios y mujeres. Pacientes que sufren de vata vyadhi, fracturas, debilidad, pacientes con poca capacidad digestiva, etc. (A H 19/68-69).

Matra Basti siempre es útil para las personas demacradas por el vampiro, el ejercicio excesivo, el transporte de cargas pesadas, el ayuno excesivo, la conducción de vehículos o el disfrute de relaciones sexuales, etc. (Ch Si 4/ 52)

Contraindicaciones:

En los clásicos ayurvédicos no se mencionan contraindicaciones importantes para el Matra Basti, pero la Astanga Sangraha ha declarado que el Matra Basti no debe administrarse en la persona que tiene Ajima y en las que recurren a Diwaswapna.

Matra Basti promueve la fuerza y puede ser administrado fácilmente. ayuda en la fácil evacuación de los stooi, proporciona nutrición y cura la enfermedad causada por el agravamiento del vayu (Ch Si 4/54). También mientras se toma Matra Basti, una persona puede tomar cualquier alimento y puede hacer cualquier trabajo o actividad. Puede ser administrado con seguridad en todas las estaciones.

Probable dinámica de la farmacopea de Anuvasana Basti (Panchakarma clínico del Dr. Polepally Yadiah)

Anuvasana Basti es una pequeña cantidad, que se mantiene en el recto y el colon, absorbido por el cuerpo y realizar. El recto con su vascularidad (venas hemorrágicas) y el plexo venoso proporciona buenas superficies de absorción y muchas sustancias solubles que entran en la circulación sistémica producen su efecto más rápidamente sin pasar por el hígado donde pueden ser destruidas.

¿Por qué Anuvasana Basti debe ser administrado inmediatamente después de las comidas?

(PanchaKarma clínico por el Dr. Polepally Yadiah)

Tan pronto como tomamos algo por la boca el esfintero pilórico se contrae para facilitar la digestión adecuada. Según el Ayurveda se puede explicar fisiológicamente que la mejora de la voluntad kapha tiene lugar en la etapa prapaka. Si damos el Anuvasana basti particularmente en el período de prapaka podría aumentar la fuerza de la acción del basti y también podría aumentar el efecto brimhana.

Anatómicamente puede explicarse mejor que el canal alimenticio está al lado del canal abierto siempre que estamos consumiendo algo automáticamente el esfínter pilórico se está estrechando fuertemente al mismo tiempo que estamos administrando el Anuvasana Basti por lo tanto el contenido del Basti no está saliendo y permite retener más tiempo en el recto como vemos en el laboratorio el contenido de la pipeta se puede permitir quitando el dedo índice y podemos retener el contenido fijando un extremo de la pipeta.

La descripción detallada de cómo administrar el Matra Basti se describe en el capítulo -6.

REVISIÓN DE DROGAS

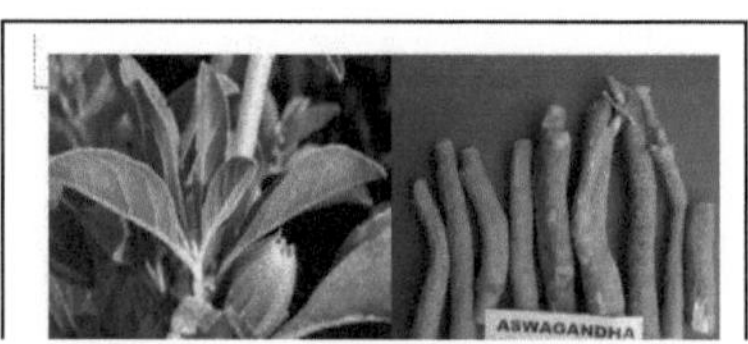

ASWAGANDHA

Nombre botánico : Withania somnifera(L,) Dunal

Orden natural: Solanáceas

Nombre clásico: Aswagandha, Varahakarni, Varada,

Balada, Kushthagandhini,

Hayahvaya, Turgagandha, Vajigandha

NOMBRES VERNÁCULOS:

Inglés - Cereza de invierno

Hindi - Asgandh, Punir

Assamese - Ashwagandha

DESCRIPCIÓN BOTÁNICA:

Es un arbusto erecto y atormentado, de 30 a 150 cm de altura. Las raíces son robustas, carnosas y de color marrón blanquecino. Las hojas son simples, ovaladas. Las flores son discretas, verdosas o amarillo lucidez, en la axila, cimas umbilicales, Las bayas son pequeñas, globosas, anaranjadas -' rojas cuando están maduras, encerradas en el cáliz persistente. Las semillas son amarillas, reniformes.

Distribución:

Se encuentra en toda la parte seca de la India en los lugares de desechos y en los límites, en las zonas de la Llanura del Alto Ganges.

Partes usadas: Raíz, hoja, semilla.

Acción y usos:

Las raíces son astringentes, amargas, acre, alejandrinas, somníferas, termogénicas, estimulantes, afrodisíacas, diruréticas, desobstruyentes y tónicas. Son útiles en el dolor de la madera, trastornos nerviosos, estreñimiento, debilidad senil. Las hojas son amargas y se recomiendan en caso de fiebre, hinchazón dolorosa, inflamaciones, etc.

Componentes químicos :

- Raíces: Anaferina, un alcaloide de pirazol conasomina, esteroide c-28 Lactona, withaniol, nicotina, somniferina, withanina, withananina, pseudo withaniol, sacarosa, Beta - sitosterol, colina.
- Semillas: Withanolide junto con withaferin A y Dihydro withaferin A1

- Aceite de semillas: Ácido graso
- Planta: Visamina

Actividades farmacológicas:

Se informa que la planta tiene propiedades antiinflamatorias, analgésicas, antiartríticas, antienvejecimiento y antioxidantes. También tiene actividades antiestrés, inmunoestimulantes, inmunomoduladoras, "anticonvulsivas, cardioprotectoras".

Dosis: Churna - 3 a 6gm

Kshara - 1 a 2gm

GUGGULU

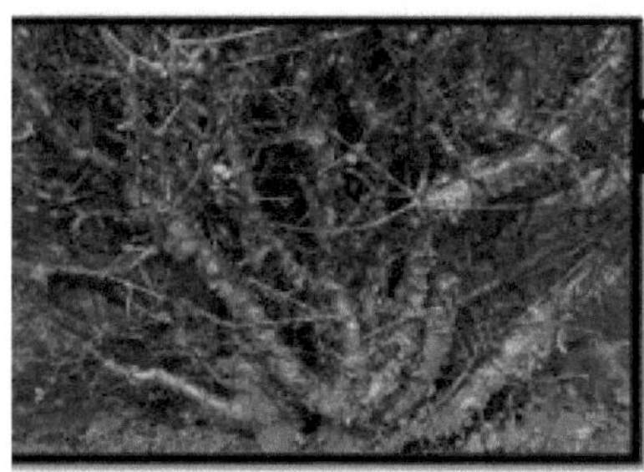

Guggulu

Nombre botánico: *Commiphora wightti (Amott) Bhandari*

Orden natural: Burseraceae

Nombre clásico: Guggulu, Devadhupa, jatayu, Kaushika,,Pura, Mahishaksha, Palankasha, Ulukhaia, Kumbholukhalaka

NOMBRE VERNICULAR:

Inglés: Mango de la colina, Gum gugul, Bedellium indio

Hindi: Guggul, Gogil, Gugal, Mukul, Rangham, Turb.

DESCRIPCIÓN BOTÁNICA :

Es un pequeño árbol o arbusto con ramas espinosas, de 1,2 a 1,8 m de altura. Las hojas palmadas trifoliadas, el folíolo terminal son más grandes, el margen son Crenate. Las flores son de color rojo pardo, en fascículos de 2-3; los pedículos son muy cortos. Las drupas son rojas cuando están maduras, 6-8mm de diámetro, ovoides, agudas; el epicarpio tiene 4 válvulas; los pirenos son ovalados, agudos, fácilmente escupen en 2.

Distribución :

Se encuentra en las orillas del Ganges en Mahagunj, Bhagaipur, Bihar y Orissa, y también en las zonas rocosas áridas de Rajastán, Deccan y Mysore. A veces se planta en setos.

Parte usada: Goma de mascar

Acción y usos: La goma es amarga, acre, termogénica, antiinflamatoria, tónica de los nervios, estimulante, tónica del hígado. rejuvenecedora y tónica general. Es útil en artritis, gota, ciática, parálisis facial, hemiplejía, dolores neurálgicos, anemia,

COMPOSICIÓN QUÍMICA:

- Planta - Z-guggulsterona(oieoresina); alilcembrol, aminoácido a saber, alanina, arginina, ácido aspártico, cistina, ácido glutámico, histidina, isoleucina, leusina, lisina, prolina, serina, teonina, triptófano, tirosina y valina.
- resina de goma Liganans, sesamina, pluviatilol, guggullignans 1 & ll, alcohol miricílico, B-sitosterol, ácido ferúlico, diterpenoides monocíclicos, algunos tetrol alifáticos octadecano 1,2,3,4 tetrol, elcosan,1,2,3,4 tetrol y no -adecano 1,2,3,4tetrol.

ACTIVIDADES FARMACOLÓGICAS:

Tiene actividades hipoipidémicas, antiartríticas, antiinflamatorias, antirreumáticas y antivirales.

Dosis: 2 a 4 gm

RASNA

Nombre botánico: *Vanda roxburghii R. Br. (Rincostylus retusa.)*

Orden natural: Orchidaceae

SINÓNIMOS SÁNSCRITOS:

Vrikshakadali, Vrikshadani. Gandhanakuli, Vandaka , Rasna.

NOMBRES VERNÁCULOS :

Inglés: La orquídea Rinco

Hindi: Rasnanai

DESCRIPCIÓN BOTÁNICA:

Una orquídea epífita glabra. Hojas simples, opuestas, largas y carnosas; flores en largas espigas de pánico, de color rosa, fragantes, y que duran un mes sin caerse. La temporada de floración es sólo una vez al año, las frutas son pequeñas cápsulas con numerosas esporas que contienen. Plantar palos en el árbol huésped con sus raíces carnosas. La planta posee raíces de terciopelo colgantes para absorber la humedad atmosférica.

DISTRIBUCIÓN:

A lo largo de la India creciendo en forma salvaje en bosques siempre verdes, es una orquídea que crece en los árboles en Bengala, Bihar. Gujrat y konkan a Travancore. La raíz es fragante. Sus componentes son un alcaloide.

PROPIEDADES AYURVÉDICAS:

Rasa: Tikta

Guna: Laghu, Snigdha

Virya: Ver

Parcialmente: Raíz, hojas

PROPIEDADES MEDICINALES:

La planta pacifica la pitta viciada, la vata, el dolor, la artritis, la sensación de quemazón, las enfermedades de la piel, la otitis media, la debilidad nerviosa y las picaduras de veneno.

Entra en la composición de varios aceites medicinales para extemai applicatid on en el reumatismo y trastornos aliados, y también enfermedad del sistema nervioso es también un remedio para la sífilis secundaria.

Nota:

Cuatro drogas están siendo utilizadas como Rasna.

Viz - 1. Lugares Ianceolata

2. Alpinia galangal willd

3. Vanda roxburyhii R.Br

4. Inula racemosa Gancho

1. **Lugares Ianceolata:** El gusto por la lengua y la naturaleza jugosa de las hojas son los criterios de selección. Las raíces, después de secarse a la sombra, emiten un buen olor suave, esto se utiliza en la mayoría de las partes del norte de la India y se llaman Patrarasna y se utilizan para el dolor en las articulaciones y otros trastornos de los vata.
2. 2. Alpinia galangal willd: Los rizomas de esta planta se utilizan como rasna principalmente en todas las partes del sur de la India. Tiene un olor agradable. Sus hojas se asemejan a las de Ela, por lo que sus sinónimos son Elaparni y es el criterio de selección. Se utiliza para el reumatismo, el asma bronquial, etc. y se llama Mularasna.
3. Vanda roxburghii R.Br: Es una orquídea que crece en los árboles.
4. Inula racemosa Hook: la identificación de esta planta con Puskara mula se considera más apropiada que con Rasna. El compuesto mineral oral poli-herbáceo tomado para el estudio de prueba contiene vanda roxburghii R. Br.

ARJUNA

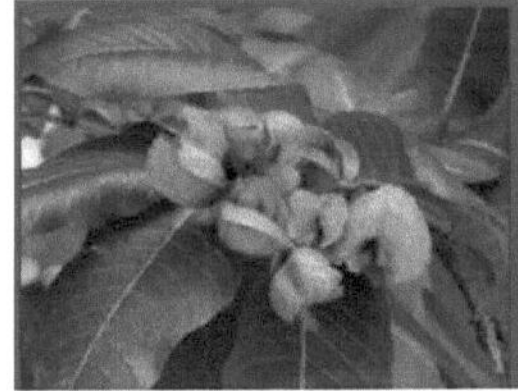

Nombre botánico: *Terminalia aljuna (Roxb.)Wt .& Am.*

Orden natural : Combretaceae

Nombres clásicos: Arjuna , Dhavala, Kakubha, lndradru, Veeravriksha, Nadi sarja, Partha

Nombres vernáculos :

Inglés - Arjun

Assamese -Orjun

Hindi - Arjun, Kahu, Kahua, Arjun, Anjani, Jamia, Vaidairya

Descripción botánica:

Es un gran árbol de hoja perenne. Las hojas son subopuestas, oblongas o elípticas. Coriáceo, ojival, brevemente agudo u obtuso en el ápice. Las flores están en puntas de pánico. Los frutos son ovoides-oblongos, de 2,5-5,0 cm de largo, casi glabros con 5-7 ángulos de alas duras.

Distribución:

El árbol es común en la mayor parte de la península de la India a lo largo de los ríos, vapores, barrancos y cursos de agua secos, que se encuentran en el subtramo del Himalaya, Chota Nagpur, Orissa, Bengala occidental, Punjab, Deccan, Konkan.

Partes usadas : Corteza

Acción y Usos :

La corteza es astringente, refrigerante, afrodisíaca, demulcente, cardiotónica, estíptica, antidiséntrica, astringente urinaria, expectorante y tónica.

Es útil en fracturas, úlceras, espermatorrea, leucorrea, anemia, trastornos cardíacos, fatiga, asma, inflamación. La fruta es tónica y desobstruyente. El jugo de las hojas se usa en el dolor de oídos.

Composición química:

Frutas, hojas, cortezas, maderas Alicíticas y aminoácidos y poliois

- Corteza: Estearato de araquídea, cerasidina, miristato de hentriacontano, manitol, B-esterol, fritelina.
- Raíz: Oleanolato de metilo, ácido elágico y terminal, ácidos gálicos
- Corteza de raíz: Ácido arjunico, acido oleanólico, ácido arjunólico, su saponina, B-sitosterol, arjunetina, B D-Giucopiranosil~ ~2d „3i3 19d-trihidroxi-11 oxoolean-12-en 28 .. oate arjuno side III; ácido 2,3,23-trihidroxi-oéano-124 en-28-oico; ácido arjúnico-3-O~B-D-glicopiranosilo-L-2 desoxiramnopiranósido (arjunosido ll), ácido arjúnico-3-O-ojL(~)-rhamnosido (arjunosido IV) y ácido 8-hidroxihexadecanona.

Actividades farmacológicas:

Cardioprotector, antianginal, espasmógeno, oxitócico, citotóxico, antimicótico, antibacteriano y hepatoprotector.

Dosis :

Jugo de corteza : 10 a 20ml

Polvo : 3 a 6gm

Decocción : 50 a 100ml

Kshira pak : 5 a 109m

(Decocción preparada con leche)

BALA

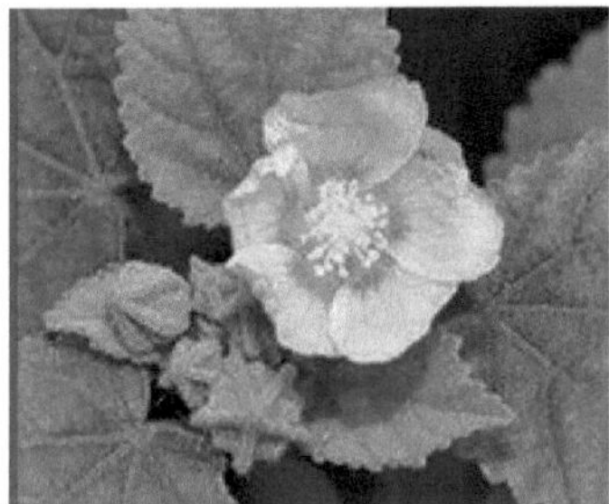

Nombre botánico : *Sida cordifolia Linn*

Familia : Malvaceae

Clásico : Nombre : Sahadeva, vatyaiika, vatyapuspa, vatyayani

Nombres Verniculares:

Inglés : La médula del país

Assamese : Hijo -borial

Hindi : Kungyi, Bariyaar, Khiratee, Barial, karenti

Descripción botánica:

Es una madera anual o perenne corta, de color verde grisáceo, suavemente peluda o pubescente bajo un arbusto, de 0,5 a 1m de altura. Las hojas son simples, muy vellosas y alternas, 2,5 -5 X1,8 -3cm, orbiculares, ovales, oblongas o cordiformes, de margen, de base cordiforme, pecioladas, estipuladas, estipuladas lineales. Sus flores son bisexuales, de color amarillo claro o azufre a blanco crema, axilares y solitarias, pero aparecen apiñadas en las partes superiores y hacia las puntas de las ramas Sin epicáyx. Las frutas son deprimidas, globosas, esquizofrénicas, de 6 a 8 mm de diámetro. Las semillas son lisas, aplanadas, reniformes, marrones o negras. Época de floración y fructificación -Octubre -febrero.

Distribución:

Se encuentra en todas las regiones tropicales y subtropicales de la India hasta una elevación de 1800 m en Himachal Pradesh, Bengala, Maharashtra, Gujrat, Andhra Pradesh, Assam, Jammu y Cachemira, Tamil Nadu, Uttar Pradesh, Karnataka, Kerala son la región más importante de su existencia. También ocurre en Srilanka.

Partes utilizadas : Raíz, hoja, semilla, planta entera

Acción y usos:

La raíz de esta planta es astringente, diurética y tónica. Es útil en enfermedades nerviosas y urinarias. También se usa en cistitis, estrangulamiento, disentería crónica, leucorrea, gonorrea y asma. Las semillas son afrodisíacas, astringentes, útiles en las enfermedades de la sangre. El jugo de toda la planta es beneficioso para la espermatorrea.

Componentes químicos:

- **Raíz:** Sidasteroi A, sidasterona B, triptaminas de carboxilato; alcaloides de quinazotina, beta-fenetilamina Palmiti, beta-sitosterol, sitoindósido de acilsteryglycoside
- **Semillas: Proteína**, esteroide, resina, ácido de resina, mucina, efedrina, pseudoefedrina, aceite graso, nitrato de potasio, ácido linoleico, ácido malválico, ácido coronarico
- **Partes aéreas :** Palmítico, esteárico, ácido hexacosanoico, beta-sitosterol.

Actividades farmacológicas:

Se informó de que las plantas tienen propiedades analgésicas antiinflamatorias, inmunoestimulantes, antihipertensivas, antiameóbicas y antioxidantes.

Dosis:

Churna - 3 a 6 gm

Swaras - 20 a 10ml

GODANTI BHASMA

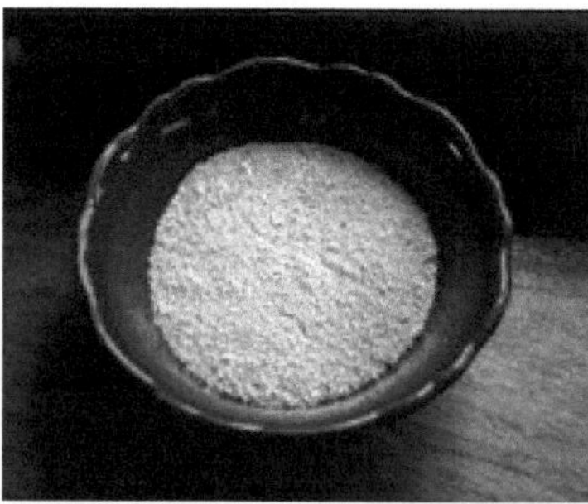

El nombre de Godanti en diferentes idiomas

Inglés	Yeso, sulfato de calcio

Hindi	Godanti
Sánscrito	Godanti'.
Gujarati	Godanti, ghapana, chirodi

Sinónimos: Godantika, godanta

Descripciones:

Hasta el siglo XX, la descripción de Godanti no estaba disponible en los clásicos ayurvédicos. Sri Sadana Sarma fue el primero en describir a Godanti en Rasa Tarangini. Está incluido en Sudha Varga.

Él ha descrito las acecpables cualidades de Godanti. Junto con esto, también describió los procesos de sodhana y marana y la indicación terapéutica de Godanti Bhasma. Sri Acarya Yadavaji Trikamaji también ha descrito sus cualidades, el proceso sodhana, el proceso marana y la indicación terapéutica de Godanti Bhasma en Rasamrta.

Variedad aceptable:

Godanti que contiene muchas capas delgadas, teniendo lujuria, y muy limpio como la luna de saradrta, debe ser recogida. Godanti a veces se refería a una variedad de Haritala. Pero Godanti no es una variedad de Haritala. Godanti es un material pétreo blanco y brillante que tiene una estructura laminar y cristalina es un compuesto de sulfato de calcio (CASO4 2H20).

SODHANA

El proceso Sodhana descrito en Rasa Tarangani y rasa amrita se resume de la siguiente manera...

NOMBRE DE LA DROGA UTILIZADA	TÉCNICA/TIEMPO	REFERENCIA
Para Godanti Sodhan Nimba Swarasa	Swedana/1-5 hr	R.T 11/239
Droni puspa swarasa	Swedana/1-5 hr	R.T 11/239
Agua caliente	Praksalana	R.A 5/Page62

MARANA

Ingrediente: Polvo Suddha Godanti

Drogas de Bhavana: Nimba patra rasa/droni puspa rasa/kumari swarasa

Método :

El polvo Suddha Godanti se toma y se convierte en cakrikas redondas dando bhavana con las drogas mencionadas anteriormente y se seca. Luego se da el saravasamputa y Gajaputa. Después de 3 putas se produce el swetavarna bhasma.

Usos terapéuticos:

Agnimandya, Godanti danti bhasma se ha indicado en pittajwara, jirnajwara, swasa, kasa, sweta pradara, pandu, Urahksata, Bala sosha y shirashula.

Dosis: 500mg

Anupana: Madhu, tulsi swarasa, ghrita. godugdha, sugar

KUKKUNTANDA BHASMA

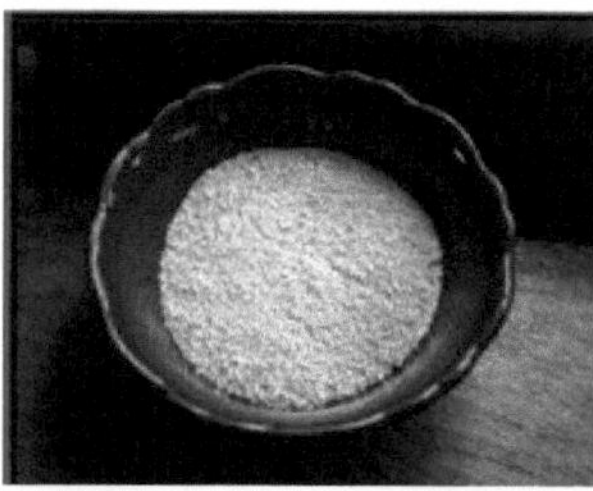

Kukkuntanda era conocido desde el período samhita. En Carak Samhita Kukkuntanda se utilizó como ingrediente en sukhavarti y dristipradhana varti para tratar timir y kacha (enfermedades de los ojos). En Susruta Samhita. Kukkuntanda twak fue incluido en Avasadana dravya y también lo usó para el Pratisarana Karma para tratar el vrna. En Bhava Prakash el autor ha mencionado algunos yogas que contienen kukkutanda twak para enfermedades oculares. En Rasmrtam Kukkutanda se menciona el twak para el propósito en Vanga maran. Está incluido en el apartado de Sudha Verga.

Nombre en sánscrito: Kukkuntanda twak

Nombre inglés: Hen Egg shell

Sinónimo de Kukkuntanda twak bhasma (incineración de la cáscara de huevo): Sweta bhasma, sweta tanda

Sodhana: Sólo unos pocos textos han mencionado el sodhana de kukkutanda twak.

Método 1: El twak de Kukkuntanda debe ser macerado en agua, conteniendo sal y

Navasadar. 20 días más tarde, quitar la parte membranosa del twak y lavar el twak con agua tibia.

Método 2: El Kukkuntanda twak debe macerarse en agua con sal durante 12 horas. Más tarde, la parte membranosa debe ser removida cuidadosamente, lavada con agua y secada.

Marana: Algunos libros de texto han mencionado a Marana de Kukkuntanda twak.

1. Kukkuntanda twak (cáscara de huevo limpia)
2. Changeri swarasa
3. Hingula
4. Ghrta kumariswarasa

Método: La cáscara de huevo (sodhita) se recoge y se hace en polvo y la cakrika se hace con changeri swarasa y luego se guarda en Sarava samputa. y luego se guarda otro sarava encima de eso, se hace sandhi bandhana. Pasteles de estiércol de vaca usados para la Puta. Después del swanga sitala, se obtiene un color blanco suave. En esa condición el material se hace de nuevo bhavana con swaras changeri y cakrikas hechas. Estas cakrikas se supone que son de nuevo para la puta, entonces" se producirá un bhasma suave de color blanco. Este bhasma se mezcla de nuevo con iingula y se tritura durante 12 horas con ghrita kumara swarasa, luego se convierte en cakrikas y se seca a la luz del sol y se pone en un gajaputa como este cada vez, cada vez que se añade Hingula. Las cakrikas están hechas para repetir un total de 4 putas. Si se añade la bisagra desde el comienzo en todas las putas, entonces habrá una posibilidad de obtener el syam varna bhasma.

Características:

Los huevos de las gallinas son de color blanco, de forma oblonga con extremos afilados. La cáscara (twak), está compuesta de dos capas principales: una capa mamaria interna y una capa esponjosa externa. Estas capas contienen poros para que el agua y los gases puedan pasar a través de la cáscara. Una fina película llamada "bloom" cubre el exterior de un huevo fresco. La floración tiende a sellar los poros del huevo, reduciendo la pérdida de agua y gases. Los huevos que ponen las diferentes gallinas a veces varían mucho en el grosor de la cáscara y el tamaño y número de poros.

Composición química:

La cáscara del huevo está compuesta casi en su totalidad de carbonato de calcio CaCo3. Esto provee al embrión de calcio para la formación de huesos y para otros propósitos de construcción del cuerpo.

Dosis: 125mg a 500mg

Anupana: Navanita, Kshira, amalaki rasa, dadima, algunos médicos aconsejan junto con chavanprasa lehya. Propiedades **y usos:**

Siendo la cáscara de huevo una fuente rica en calcio, su bhasma es beneficioso para construir tejidos óseos en nuestro cuerpo. Es útil en los niños para tratar el raquitismo y también para facilitar las erupciones dentales. Es beneficioso en las caídas de cabello como un propósito tanto preventivo como curativo. En los niños ayuda como un suplemento para los niños. El bhasma de Kukkuntanda es beneficioso en hridroga, sukra vikara, kapha vikara, vata vikara, sweta pradara, bahu mutrata.

GHRITA

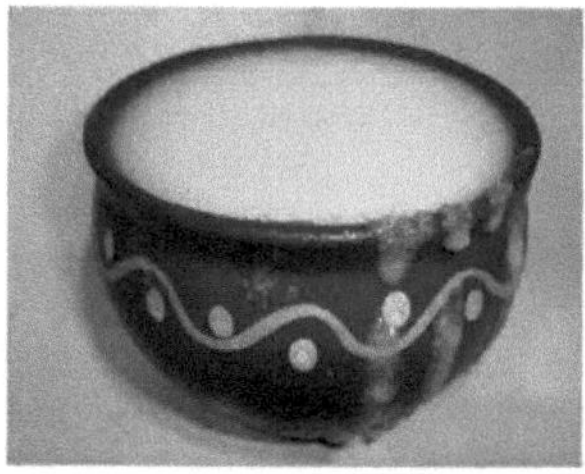

Ghrita se obtiene de la clase de mamíferos del reino animal (Jangama), especialmente vaca, búfalo, cabra, oveja, camello y yegua, el Ayurveda recomienda el **go-ghrita (ghee de vaca)** como el mejor y el ghrita de elección tanto para fines alimenticios como medicinales. En el Bhavapraksha se menciona que el ghrita es rasayana, bueno para los ojos, estimulante para la digestión, apoya el brillo y la belleza, mejora la memoria y (la resistencia, promueve la longevidad y protege el cuerpo de diversas enfermedades.

Ghrita alivia el pitta y el vata. es beneficioso para rasa dhatu, sukra dhatu y ojas. tiene sit guna (refrescante), mrdukaranam (suavizante), svara prasadanam (mejora la voz) y varna prasadanam (mejora la tez).

El go-ghrita para el propósito sneha paka debe ser preferentemente uno viejo (purana ghrita). En el almacenamiento. Con la edad debido al cambio. El ghrita atribuye a poseer propiedades farmacodinámicas y valores de uso terapéutico.

En la terminología ayurvédica, la ghrita de diez años se designa comúnmente como ghrita purana y la de 111 años de almacenamiento como "kumbhasarpih" y la de más allá de esa edad como "mahasarpih", que se atribuyen a usos farmacodinámicos y terapéuticos específicos. Ghrita es yogavahi , es decir, ghrita cuando es tratada o impregnada con otra droga, tiene la propiedad específica de aceptar los atributos de estas drogas sin perder las cualidades propias de las sustancias que se le añaden. Es particularmente significativo que el ghee no renuncie a sus propias propiedades aunque se mezcle con otra sustancia que posea otras propiedades. .

Estos atributos específicos de la ghrita observados por los eruditos ayurvédicos, se han utilizado en la formulación de una serie de preparaciones medicinales de ghrita para usos terapéuticos particulares. .

La grasa de leche clarificada o grasa de mantequilla se conoce como ghrita (ghee). Se prepara calentando la mantequilla o la crema a poco más de 100° C para eliminar el contenido de agua por evaporación. El residuo se filtra como un ghee puro.

LA COMPOSICIÓN DEL RESIDUO DE GHEE OBTENIDO DE LA VACA INDIA ES LA SIGUIENTE:

Humedad	:	14.4%
Grasa	:	32.4%
Proteína	:	36.0%
Lactosa	:	12.0%
Ceniza:		5.2%

El color del ghee es de amarillo a blanco dependiendo del contenido de caroteno. El Ghee contiene aproximadamente un 8% menos de ácidos grasos saturados, lo que lo hace fácilmente digerible. El Ghee también contiene vitamina A, D, E, K. Las vitaminas A y E son antioxidantes y ayudan a prevenir las lesiones oxidativas en el cuerpo.

La vitamina A mantiene intacto el tejido epitelial del cuerpo, mantiene la humedad del revestimiento exterior del globo ocular y previene la ceguera. El Ghee también contiene un 4-5% de ácido iinoleico, un ácido graso esencial que promueve el crecimiento adecuado del cuerpo humano.

Durante la preparación del ghee, se elimina la proteína caseína. Los estudios en animales han demostrado que la caseína eleva el colesterol. El Ghee resiste el deterioro por microorganismos o por acción química.

El punto de fusión del ghee es de 35 grados centígrados, lo que es menor que la temperatura humana normal del cuerpo. Su coeficiente de digestibilidad o tasa de absorción es del 96%, el más alto de todos los aceites y grasas. La digestión, la absorción y la entrega a un sistema de órganos de destino es crucial para obtener los máximos beneficios de cualquier formulación. Esto es facilitado por el ghee. Como los ingredientes activos se mezclan con el ghee, son fácilmente digeridos y absorbidos. La acción lipofílica del ghee, facilita el transporte a un órgano objetivo y la entrega final, dentro de la célula, porque la membrana celular también contiene lípidos. La naturaleza lipofílica del ghee, facilita la entrada de la formulación en la célula y su entrega a las mitocondrias, microsomas y membrana nuclear.

Composición del ghee de leche de vaca:

Constituyentes : Porcentaje

Triglicéridos : 97.98

Diglicéridos : 0. 25- 0.4

Monoglicéridos : 0016 0-038

Glicerina del ácido ceto : 0.015 - 0.018

Glicerina : 0.011 -0.015

Ácidos grasos libres : 0.1 -0.44

Fosfolípidos : 0.2 -1.0

Esteroles : 022 - 0.41

Vitamina A : 2500 l.U. por 100gms

Vitamina D : 8,5 x 10- 7 gm por 100 gm

Vitamina E : 24 x 10-3 gm por 100gms

Vitamina K : 1 x 10 -4 gms por 100 gms

En el proceso de evaluación de las actividades de evaluación de las actividades de los compuestos naturales, se ha descubierto mediante sofisticadas investigaciones que cuando las hierbas se mezclan con el ghee, se potencia su actividad y utilidad, muchas veces.

El Ghee contiene betacaroteno y vitamina E y ambos son conocidos como antioxidantes. Se estima que entre el 80% y el 90% de las enfermedades degenerativas están relacionadas con la producción excesiva de radículas libres de especies de oxígeno reactivo. Cuando los radicales libres están en exceso, tratan de aferrarse a lo que está disponible en su área circundante, y así es como se oxidan los lípidos en la sangre y las membranas celulares. Los lípidos oxidados o los peróxidos de lípidos son perjudiciales para el sistema corporal. Desencadenan el proceso de la aterosclerosis. Las especies reactivas de oxígeno también causan daño al ADN de las células. El exceso de radicales libres se ha asociado con la enfermedad inflamatoria lupus, la diabetes, el envejecimiento, la aterosclerosis, el cáncer, la pigmentación de la piel, las arrugas y los tumores de la piel en las zonas expuestas al sol.

La eficacia de muchos compuestos ayurvédicos se debe a sus potentes propiedades antioxidantes, que eliminan los radicales libres. Esta propiedad es potenciada por el ghee que crea un buen medio para la absorción, transporte y entrega de la formulación ayurvédica a la zona adecuada del cuerpo.

En resumen, el ghee es un alimento fácilmente digerible y asimilable que proporciona nutrientes esenciales y antioxidantes críticos al cuerpo humano para su protección y crecimiento.

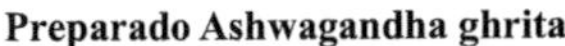
Preparado Ashwagandha ghrita

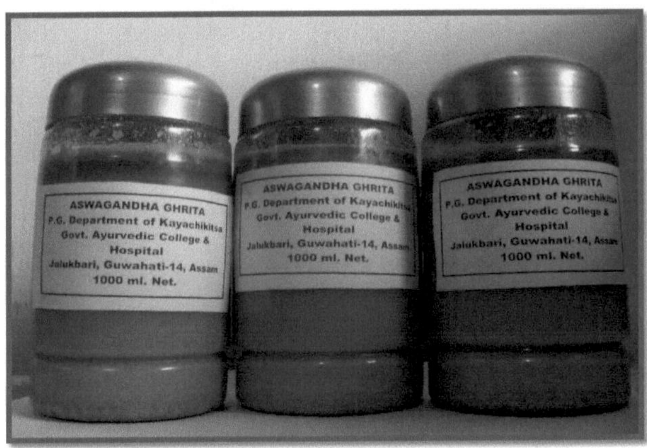

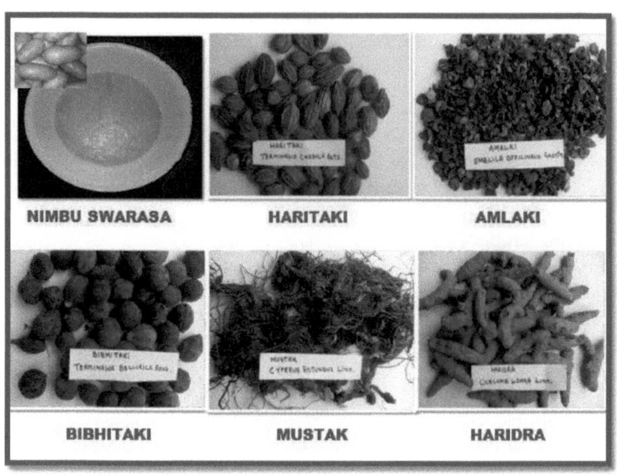

COMPUESTO ORAL POLI-HERBAMETAL-MINERAL

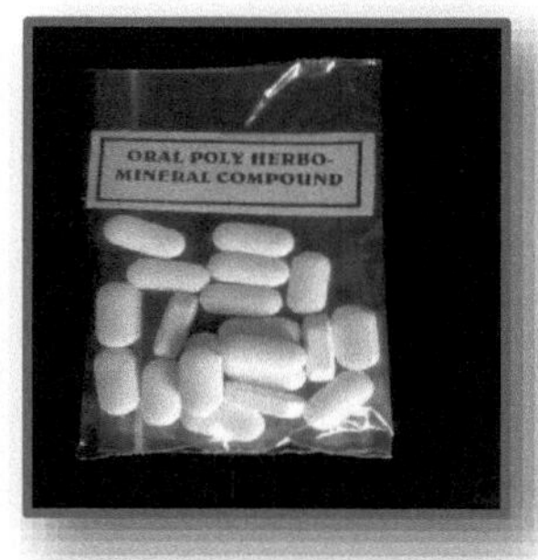

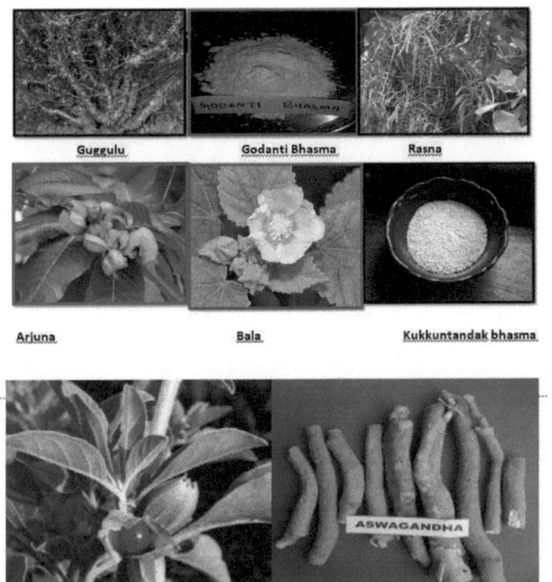

Guggulu Godanti Bhasma Rasna

Arjuna Bala Kukkuntandak bhasma

Aswagandha

ESTUDIO CLÍNICO

MATERIALES Y MÉTODOS:

El estudio clínico se realizó en el Colegio y Hospital Ayurvédico del Gobierno, Guwahati -14. Se seleccionó un total de 60 pacientes de Sandhigata vata/(OA) de entre 30 y 60 años de edad del CPD y el IPD oi Kayachikitsa Departamento de GACH,GHY-14 para el Matra Basti y una terapia de drogas orales

OBJETIVO DEL ESTUDIO

Estudiar la eficacia de Aswagandha Ghrita Basti y de un compuesto polímero oral para el Hemisferio en el tratamiento de la Sandhigata vata (osteoartritis).

OBJETIVOS DEL ESTUDIO

Observar y evaluar el efecto de Aswagandha Ghrita Matra Basti y de un compuesto oral poli-herbomineral y establecer una modalidad de tratamiento para la osteoartritis en la era moderna.

Un estudio crítico literario, conceptual y demográfico de la sandhigata vaia en términos de la osteoartritis.

CRITERIOS DE INCLUSIÓN

1. Los pacientes con quejas de dolor en la articulación de la rodilla fueron incluidos para un diagnóstico adecuado.

2. Los signos y síntomas clásicos de Sandhigatavata como shula, soth, prasarana, akunchan Vedana etc. de la articulación.

3. Examen clínico de los pacientes sobre la base de criterios modernos.

4. Pacientes entre 30 y 70 años de edad.

5. Se incluyeron pacientes sin ninguna deformación anatómica previa.

CRITERIOS DE EXCLUSIÓN

1. Los pacientes menores de 30 años y mayores de 70 años.

2. Los pacientes que sufren de enfermedades como carcinoma, artritis psorática, VIH +ve, tuberculosis, LES, sífilis, cualquier trastorno cardíaco, fueron excluidos

3. Mujer embarazada.

ASIGNACIÓN

Para el estudio clínico, 60 pacientes fueron seleccionados al azar del IPD y OPD del departamento de Kayachiknsl de la universidad ayurvédica del gobierno.

y el hospital. GHY-14. Los pacientes con KNEE 0A fueron incluidos en el estudio.

2 examen "clínico" de los pacientes sobre la base de signos y síntomas

de la osteoartritis como se menciona en los clásicos ayurvédicos y los criterios modernos (ACR)

3 La historia clínica de los pacientes fue tomada en una proforma

1. La información de los pacientes se tomó después de la terapia y el seguimiento de 3 meses.
2. Se hicieron investigaciones patológicas en los pacientes seleccionados antes y después del rastro.

A continuación, la investigación que se estaba llevando a cabo

1) Prueba de rutina de sangre.
2) Factor RA.
3) Ácido úrico.
4) Examen radiológico de la articulación afectada.

Para revelar

1) Estrechamiento del espacio articular.
2) Formación de osteofitos en el margen de la articulación.
3) Cuerpos sueltos osteocondrales dentro del sinovio
4) Esclerosis subcondal (aumento focal de la densidad del hueso)
5) Exceso de líquido sinovial dentro del sinovio.

PLAN DEL ESTUDIO

PERFIL DEMOGRÁFICO:

Bajo el encabezamiento de perfil demográfico, los datos que se recogieron para los estudios incluyen -

El nombre del paciente...

Edad - Entre 30 y 70 años

Sexo - Hombre/Mujer

Religión - Hindúes / Musulmanes / otros

Ocupación - Servicio/ negocio/ ama de casa/ agricultor/ otros

Socioeconómico - estatus Ricos/medianos/pobres

Hábitat - Rural/urbano

Estilo de vida - Sedentario/activo

Hábito alimenticio - Vegetariano/no vegetariano

Adicción - Fumar/alcohol/nueces de betel/tabaco/ninguno

Construir Obesos - obesos / delgados / moderados

PERFIL CLÍNICO:

En el segmento de perfil clínico se recogieron datos para el estudio de los siguientes factores - El jefe se queja con la duración total, de la enfermedad

Inicio de la enfermedad Evaluación de la gravedad de la enfermedad

Evaluación del Sandhigata vata del paciente

Historial de drogas previas (si las hay)

Evaluación de la causa de la agravación del dolor

Relación con el clima

Relación con el ciclo circadiano

Relación con el caminar

Relación con el trabajo físico

Evaluar la gravedad de la enfermedad:

La evaluación de la gravedad de la enfermedad se realizó mediante una historia detallada y un examen clínico cuidadoso. Los esquemas de clasificación más utilizados para la OA se basan en el aspecto radiológico de la articulación.

Setenta fueron calificados en base a la escala 0 - 4 desarrollada por Kellgren y Lawrence. El sistema de puntuación se basa en la comparación de las películas con las de un atlas estándar de radiografías.

Basado únicamente en el hallazgo radiográfico. La osteoartritis puede clasificarse como

0 = Ausente

1 = Dudoso

2 = Mínimo

3 = Moderado

4 = Severo

(Los estudios que se utilizan comúnmente utilizan los grados 2 a 4 o el grado 34 para establecer la OA).

Grados radiográficos de gravedad para la osteoartritis de la rodilla (atlas de la radiografía estándar, 1963)

Grado	Descripción
Primer grado	Dudoso estrechamiento del espacio de la articulación y posible lipoaspiración osteofítica.
Segundo grado	Definir los osteofitos y el posible estrechamiento del espacio articular.
Grado 3.	Osteófitos múltiples moderados, estrechamiento del espacio articular y alguna esclerosis y posible deformación de los extremos de los huesos.
Grado 4	Los grandes osteofitos marcaron el estrechamiento del espacio articular, la esclerosis severa, la deformación definitiva de los extremos de los huesos.

También para evaluar la gravedad de la enfermedad todos los signos y síntomas fueron calificados por la siguiente escala de calificación.

ESCALA DE CALIFICACIÓN DE GRADO:

Signo y síntomas (gravedad) Grado

Ausente 0

Suave 1

Moderado 2

Severo 3

Evaluación del Sandhigata vata:

Durante el examen del sandhigat, se incluyeron descripciones clásicas de los rasgos mencionados en el Samhita.

GRADO RADIOGRÁFICO DE LA OSTEOARTRITIS

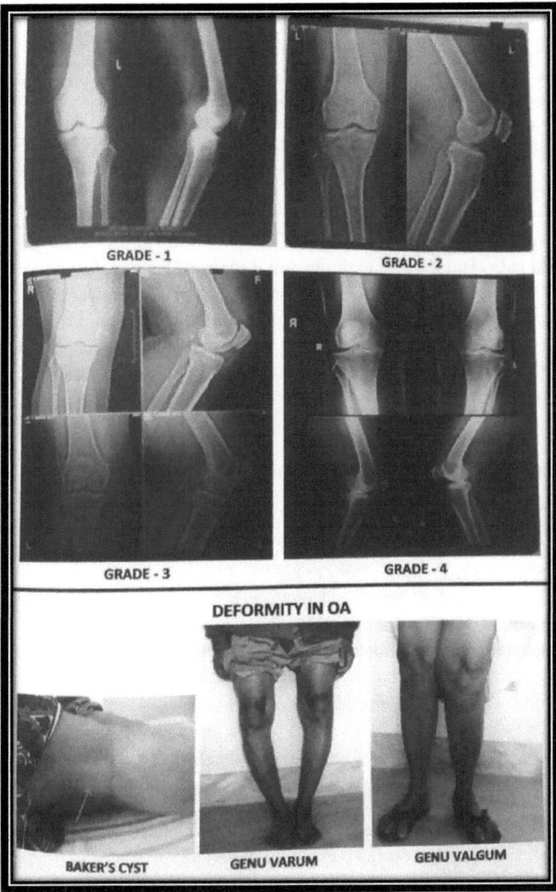

Los siguientes cinco signos y síntomas se describen con el grado de gravedad en la escala de clasificación de grados.

1. Sandhi shula (dolor en la articulación de la rodilla)
2. Sandhi shotha (hinchazón de la articulación)
3. Sandhi stambha (Rigidez matutina)
4. Sandhi atopa (crepatación de la articulación de la rodilla afectada)
5. Prasarana akunchanyo vedana (dolor durante la flexión y extensión de la articulación de la rodilla afectada, por ejemplo, movimiento restringido)

ESCALA DE CALIFICACIÓN:

1. **Sandhi sula (Dolor en la articulación de la rodilla)**
   - Ausente. No hay dolor. Implica por (0)
   - Dolor leve que puedes notar pero que no te molesta. Implica por (+)
   - Dolor moderado que es molesto y requiere medicación. lmplica por (++)
   - Dolor severo e intenso. lmplica por (+++)
2. **Sandhi shotha** (hinchazón de la articulación implicada):
   Se hace midiendo las circunferencias de las articulaciones de las rodillas con la cinta métrica.
3. **Sandhi stambha (rigidez matutina):**

   - Ausente No hay rigidez. Implica por (0).
   - Dolor leve durante el movimiento activo con una leve rigidez (menos de 30 minutos por la mañana). lmplica por (+).
   - Dolor moderado durante el movimiento activo y pasivo con una rigidez moderada (hasta 30 minutos por la mañana. lmplica por (++).
   - SevereFails a movimiento pasivo y los pacientes se quejan de dolor severo durante el acercamiento para mover la articulación (1hr o más de 1 hrs en la mañana). lmplica por (+++).

4. Silnclhi Atopa (crepitación de la articulación de la rodilla involucrada.)
   - Ausente lmplica por (0)
   - Crepitación leve a veces. Implica por (+++)
   - Crepitación moderada sólo en los movimientos activos.
   - Crepitación severa en cualquier momento. Implica por (+++)
5. Prasarana akunchanyo vedana (movimiento restringido) Escalas de medición en su extremo unido con grado en su centro. Se tomó la precaución de mantener la balanza moviéndose libremente en las articulaciones. El ángulo de movimiento restringido se midió en relación con la furia normal del movimiento (flexión, extensión).
   - Ausente > 90°. implica por (0)
   - Suave >60°, < 90° es decir, más de 60° menos de 90°. implica por (+)
   - Moderado>45°, <60° es decir, más de 45° menos de 60°. implica por (+++)
   - Severo <45°, es decir, menos de 45°. implica por (+++)

Examen físico:

Bajo este encabezamiento los pacientes fueron examinados sobre su salud general, frecuencia del pulso, presión arterial, edema, anemia, ictericia, obesidad (BMi), desgaste muscular en y alrededor de la articulación de la rodilla (si la hay), deformidad de la articulación. movimiento de la articulación de la rodilla, etc.

A los pacientes se les preguntó si tenían algún antecedente o historial de alguna otra enfermedad. También se incluyó la historia familiar. Dasa vidha pariksha, Astha vidha pariksha se hicieron para saber sobre su condición corporal y la condición de la enfermedad en su conjunto.

Examen sistemático:

El paciente fue examinado sistemáticamente en el momento del registro inicial y también en cada seguimiento. Se realizaron exámenes de GIT, CVS, sistema respiratorio, etc., y se registraron en el performa.

ESTUDIO TERAPÉUTICO:

Selección del medicamento de prueba:

Aswagandha ghrita para el Matra Basti y el compuesto mineral oral poly herbo son formulaciones de multiingredientes. Las drogas seleccionadas se basaron en sus antecedentes auténticos de las referencias clásicas fiables.

PREPARACIÓN DE LA DROGA TRIPLE:

Aswagandha Ghrita

Ingredientes: Murchita go-ghrita. Aswagandha kwath, Aswagandha kalka, go dugdha

Todas las drogas en bruto fueron identificadas correctamente y se prepararon en la Farmacia Ayurvédica (Rasashala), en el Colegio y Hospital Ayurvédico, 14. Ghrita murchan Gawahativ (REF. Bhaisajya Ratnavali jwar chikitsha 5/285)

DROGAS	NOMBRE BOTÁNICO	PARTE UTILIZADA	CANTIDAD
Gcrghrita			1 parte
Haritaki	Terminalia chebula Retz	Fruta	
Bibhitaki	Terminalia bellirica Roxb	Fruta	
Amlakhi	Embilica officinalis Geartn	Fruta	¼ parte de Ve - ghrita
Nagarmotha	Cyperus rotundus linn	Raíz	

Handra	Curcuma longa Linn	Rizoma	
Nimbu swaras			

Procedimiento de preparación de Ghrita murchana:

La cantidad mencionada de go-ghrita se toma en un recipiente de hierro de boca ancha y se calienta ligeramente por encima de lo moderado hasta la desaparición de f y el sonido que proviene de la ghrita.

Luego la mencionada droga se convierte en sukshma churna. Se convierten en kalka al mezclarse con nimbu swaras. Aunque no se menciona en los textos clásicos referidos para añadir agua, pero en la práctica cuatro veces el agua a la de ghrita se añade junto con el kalka. Los kalka añadidos se mezclan bien y el ghrita paka se hace hasta que obtiene el ghrita siddha lakshana. Después de eso, la nave es sacada del fuego. Entonces la ghrita se filtra. Por lo tanto, tenemos el murchita ghrita.

Ingredientes principales:

DROGAS REQUERIDAS	CANTIDAD
MURCHITA GHRITA	1 PARTE
ASWAGANDHA KALKA	1/4 PARTE
ASWAGANDHA KWATH	4 PARTE
GO-DUGDHA	4 PARTE

Proceso de preparación de Aswagandha Ghrita:

El murchita ghrita se toma en el recipiente de hierro de boca ancha y se calienta con una llama moderada. Cuando el murchita ghrita se derrite. Cuando el murchita ghrita mencionó entonces la cantidad Aswagandha Kalka, Aswagandha Kwath. Go - dugdha se añaden todo el contenido se hierven juntos hasta que la porción de agua se evapora hasta que se obtiene el siddha ghrita lakshana.

COMPUESTO ORAL POLI-HERBOMINERAL

Composición -

Droga	Nombre científico	Cantidad
Gugulu	*Commiphora wighiti* (Arnott)	235mg

Godanti bhasma	*Vanda roxburghii* R.br	120 mg.
Arjuna	*Terminalia arjuna* (Roxb.)Wt	45 mg.
Aswagandha	*Withania somnifera* (L) Dunal	45 mg.
Bala	*Cordifolia lateral Linn*	45 mg.
Kukkuntandak Bhasma		35mg

El compuesto oral poli-herbomineral se obtuvo de la Compañía de Drogas de Malasia, Guwahati, Assam.

LA DOSIS Y LA DURACIÓN:

- El Aswagandha Ghrita Basti (50 ml) se administrará en forma de Matra Basti después del snehan y el swedan adecuados durante 10 días.
- Junto con el Basti, se dará un compuesto oral poli-mineral en la dosis de una tableta dos veces al día durante 3 meses.
- Después de la administración del Matra basti durante 10 días, se hizo un total de 3 seguimientos a cada paciente, cada 1 mes, y se les pidió que continuaran la terapia de drogas orales por un período de 3 meses.

Método de administración de Matra Basti

Requisitos para el basti:

- Jeringa de 50 ml, catéter de goma, Aswagandha ghrita, algodón, guantes de mano estériles, mahanarayan taila u otro, instalación para abhayanga y swedan.
- Una sola dosis de triphala churna se dio a los pacientes a la hora de acostarse para kostha suddhi la noche antes del Matra Basti.
- A los pacientes se les pidió que tomaran una comida ligera, es decir, ni a Snigdha ni a Ruksha antes de la administración del matra basti.
- Antes de la administración del basti, el snehan y el swedan se administraban en la región pélvica de las nalgas y en la región inferior del abdomen, incluyendo las rodillas y las piernas. A Snehan se le dio con mahanarayan taila o mahavisagarbha taila u otro. A partir de entonces, Baspa sweda se hizo a través de Nadl swedan yantra que contiene dasamoola kwath y se dio saindava lavan.
- Después de estos Purvakarma, el paciente fue colocado para la administración de Basti en la mesa.
- Se aconsejó al paciente que tomara una posición lateral izquierda con la extremidad inferior izquierda recta y la inferior derecha flexionada sobre la rodilla y la articulación de la cadera.

- Se le pidió al paciente que mantuviera su mano izquierda debajo de la cabeza.
- Ahora Aswagandha ghrita se aplicó en el ano en pequeña cantidad.
- 50ml de luke warm Aswagandha ghrita tomado en jeringa.
- El catéter de goma oleado con la ghrita fue unido a la jeringa.
- Después de retirar el aire de la jeringa, se administró un catéter de goma en el recto del paciente hasta una longitud de 4-5 pulgadas.
- Se le pidió al paciente que respirara profundamente mientras introducía el catéter y la droga. Después de verter la ghrita en el recto, el catéter se saca suavemente...
- Después de la administración de Basti, se aconsejó al paciente que se acostara en posición supina y se le dieron golpecitos suaves en las nalgas y se le levantaron las piernas unas cuantas veces para elevar la cintura. Esto impide la pronta evacuación del basti. Después de un tiempo se le aconsejó al paciente que se levantara de la mesa y descansara.
- El basti debe ser evacuado dentro de las 12 horas de su administración. Si el basti no es evacuado en 24 horas, entonces el falavarti debe ser introducido en el canal anal.

CONSEJOS A LOS PACIENTES DURANTE EL TRATAMIENTO

- El paciente debe tomar una dieta ligera antes del basti.
- El paciente debe poder descansar una hora después de que se le dé el basti. Se permite tomar agua tibia.
- Evitar actividades que puedan causar estrés en la articulación afectada.

Estudios de seguimiento:

Cada paciente registrado para el estudio se sometió a una evaluación de los síntomas de acuerdo a criterios modernos y ayurvédicos y a una evaluación de rayos X de la rodilla afectada. Se registraron RIE en la sangre. Ácido úrico, factor RA.

Para evaluar el efecto del Metre Beatl, es decir, el Aswegandha ghrita Basti, se observó al paciente durante un período de 10 días en el mamífero.

Se hicieron tres seguimientos durante tres meses con un intervalo de un mes entre cada seguimiento. Los resultados así obtenidos se sometieron a un análisis estadístico para determinar la eficacia del Aswagandha ghrrta basti y del compuesto oral poli-herbomineral.

Al final del tratamiento se repitieron las radiografías para conocer cualquier alteración en el proceso de la enfermedad.

CRITERIOS PARA LA EVALUACIÓN DEL TRATAMIENTO:

La evaluación del efecto terapéutico del fármaco de prueba se calcula adoptando tanto el punto de vista ayurvédico como el moderno siguiendo 2 criterios

Evaluación subjetiva

Evaluación objetiva

Evaluación subjetiva:

La evaluación subjetiva se hizo básicamente desde el punto de vista ayurvédico teniendo en cuenta la mejora clínica y sintomática del sujeto observada en 3 seguimientos diferentes a los 30 y 60 días. 90 días respectivamente.

Evaluación objetiva:

La evaluación objetiva de la droga se hizo desde el punto de vista moderno mediante la realización de radiografías de la articulación de la rodilla antes y después del tratamiento después de 90 días.

ANÁLISIS DE DATOS:

Los datos obtenidos de los tratamientos anteriores se organizaron y resumieron utilizando el método de distribución de frecuencias. A continuación se analizaron los datos utilizando instrumentos estadísticos apropiados como la media aritmética, el porcentaje, la desviación estándar y la prueba de significación z.

OBSERVACIÓN Y RESULTADOS

El estudio se registró en 60 pacientes. La observación de los pacientes está tabulada abajo...

1. Perfil demográfico:

Tabla- 1: Mostrando la incidencia de sexo en 60 pacientes de Sandhigata vata (OA)

Sexo	No. de pacientes	Porcentaje
...cerveza...	16	25.67%
Mujer	44	73.33%
Total	60	100%

Comentario:

En el estudio de los pacientes se observó que de 60 pacientes, un mayor número de pacientes eran mujeres, es decir, 44 (73,33%) y los hombres 16 (25,67%).

Cuadro 2: Incidencia de edad y sexo en 60 pacientes registrados de Sandhigata vata (OA)

Edad (en años)	**Hombre**	**%**	**Mujer**	**%**	**Total**	**%**
30 a 39	0	0	5	8.33	5	8.33
40 a 49	3	5	15	25	18	30
50 a 59	8	13.33	20	33.33	28	46.67
60 en adelante	5	8.33	4	6.66	9	15
Total	16	26.67	44	73.33	60	100

Comentario:

Del cuadro se desprende que la incidencia en 60 pacientes de sandhigata vata se notificó como máximo entre el grupo de edad de 50 a 59 años (46,67%) y seguido por el de 40 a 49 años

(33%), mientras que el grupo de edad de 60 en adelante fue del 15% y el de 30 a 39 años fue del 8,33

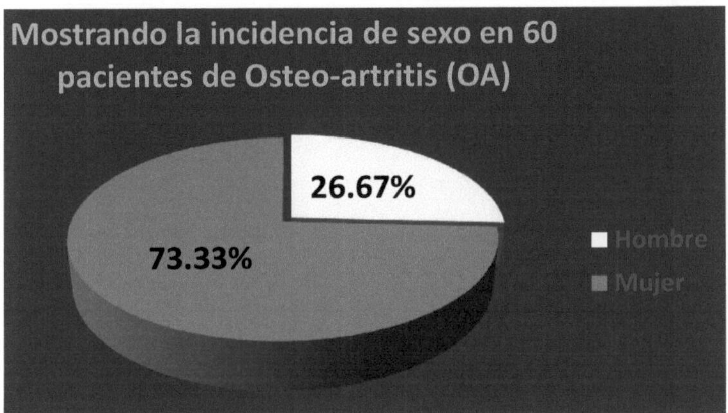

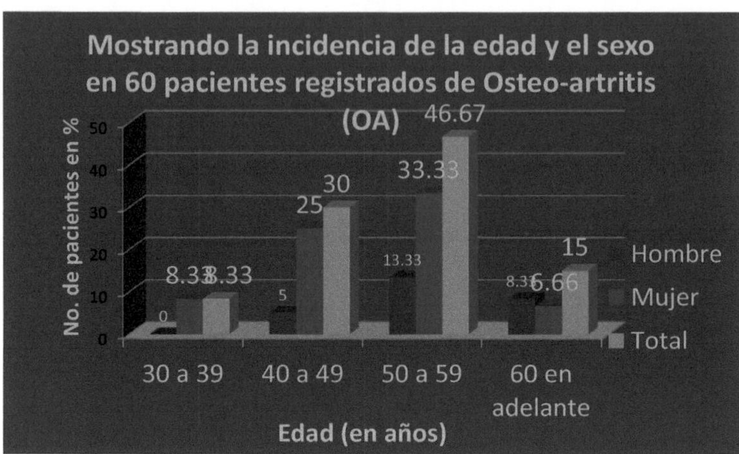

Tabla 3: Mostrando la incidencia de la religión en 60 pacientes de sandhigata vata (OA)

Religión	No. de pacientes	Porcentaje
Hindi	47	78.33%
Musulmán	13	21.67%
Total	60	100%

Comentario:

En cuanto a la incidencia de la religión en 60 pacientes de Sandhigata vata, 47 pacientes (78,33%) pertenecen al hinduismo, mientras que 13 pacientes (21,67%) son musulmanes.

Tabla-4: Mostrando la relación de ocupación en 60 pacientes de sandhigata vata (OA)

Situación laboral	**No. de pacientes**	**%**
Ama de casa	32	53.33%

Hombre de servicio	14	23.33%
Maestro	8	13.33%
Hombre de negocios	4	6.67%
Granjero	2	3.34%
Total	60	100%

Comentario:

En el presente estudio se observó que la mayoría de los pacientes aquí alojan a la esposa, es decir, 32 pacientes (es decir, 53,33%), seguidos por el hombre de servicio 4 pacientes (es decir, 23,33%), el maestro 8 pacientes (13,33), el hombre de negocios 4 pacientes (6,67%) y el agricultor 2 pacientes (3,34%).

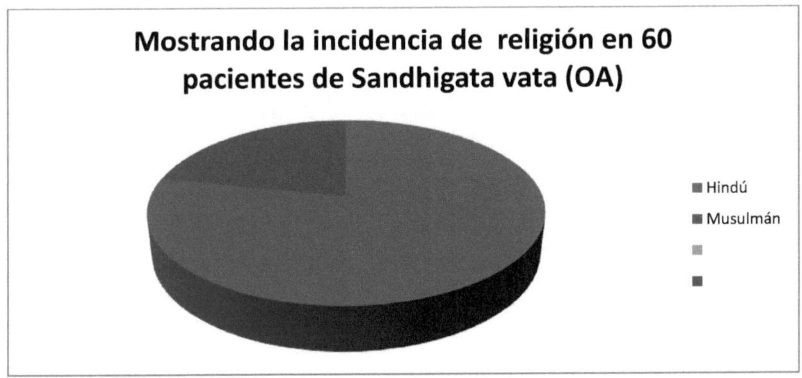

Mostrando la relación de ocupación en 60 pacientes de sandhigata vata (OA)

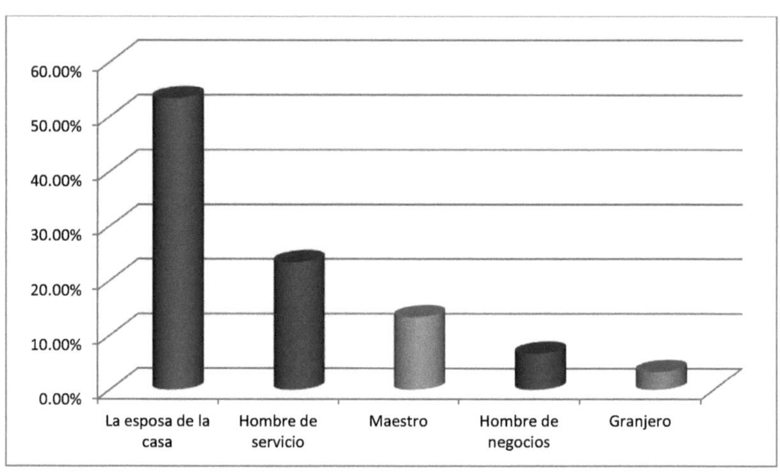

Tabla- 5: Muestra la prevalencia del hábito alimenticio en 60 pacientes de sandhigata vata (OA).

Hábito alimenticio	No. de pacientes	Porcentaje
No vegetariano	58	96.67%
Vegetariano	2	3.33%
Total	60	100%

Comentario:

El estudio del hábito dietético en relación con la sandhigata vata muestra que el número mínimo de pacientes pertenecía a los no vegetarianos, es decir, 58 pacientes (96,67%), seguidos de los vegetarianos 2 (3,33%). Esto puede deberse a una mayor población después de que la región NE no esté. Vegetariano.

Tabla-6: Mostrando la relación del estilo de vida en 60 pacientes de Sandhigatavata (OA)

Estilo de vida	**No. de pacientes**	**Porcentaje**
Activo	42	70%
Sedentaria	18	30%
Total	60	100%

Comentario:

De 60 pacientes de sandhigatavata 42 pacientes (70%) tienen un estilo de vida activo y el resto 18 pacientes (30%) tienen un estilo de vida sedentario.

Mostrando la prevalencia del hábito alimenticio en 60 pacientes de sandhigata vata (OA)

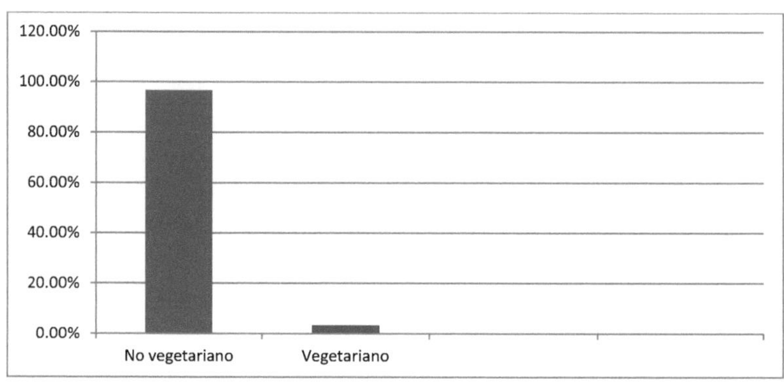

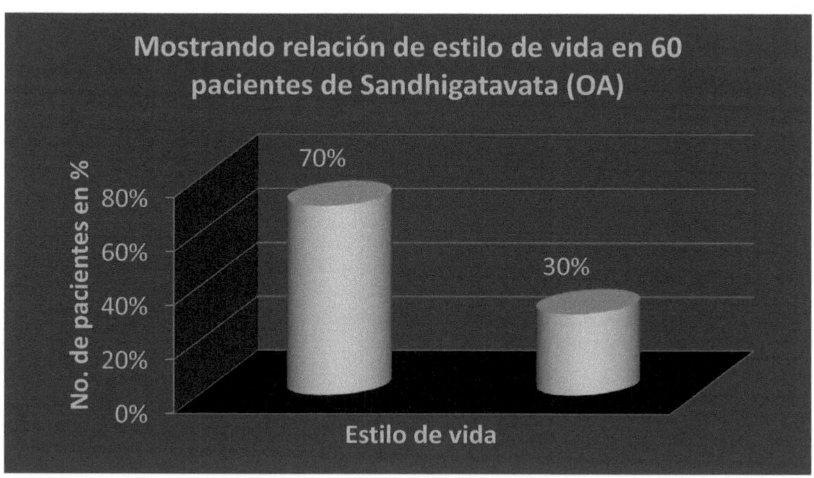

Tabla- 7: Mostrando la incidencia de hábitat en 60 pacientes de sandhigata vata (OA).

Estado del hábitat	No. de pacientes	Porcentaje
Urbano	42	70%
Rural	18	30%
Total	60	100%

Comentario:

El incidente de Hábitat en 60 pacientes de sandhigata vata reveló que el número máximo de pacientes pertenecientes a Urbano era de 42 pacientes (70%) seguido de Rural, es decir, 18 pacientes (30%).

Tabla-8: Mostrando la incidencia de la estructura corporal en relación con 60 pacientes de sandhigata vata (sobre la base del IMC).

La estructura del cuerpo	No. de pacientes	Porcentaje
Delgado	3	5%
Moderado	37	61.67%
Obesos	20	33.33%
Total	60	100%

Comentario:

De 60 pacientes de sandhigatavata 37 pacientes (61,67%) eran moderados, seguidos de los obesos, es decir, 20 pacientes (33,33%), 3 pacientes delgados (%).

Mostrando la incidencia del hábitat en 60 pacientes de Sandhigata vata (OA)

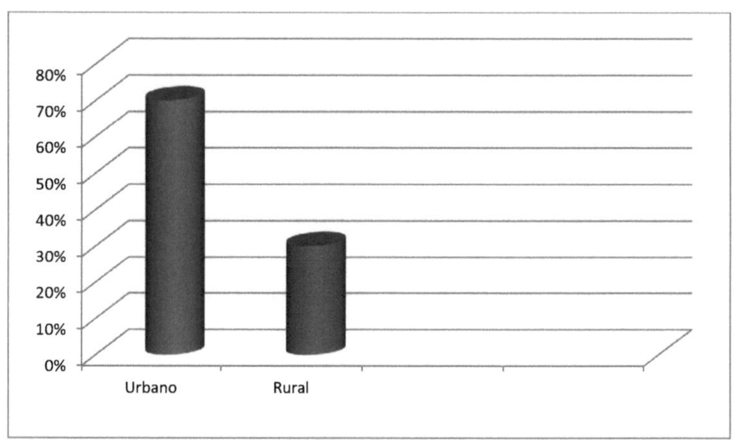

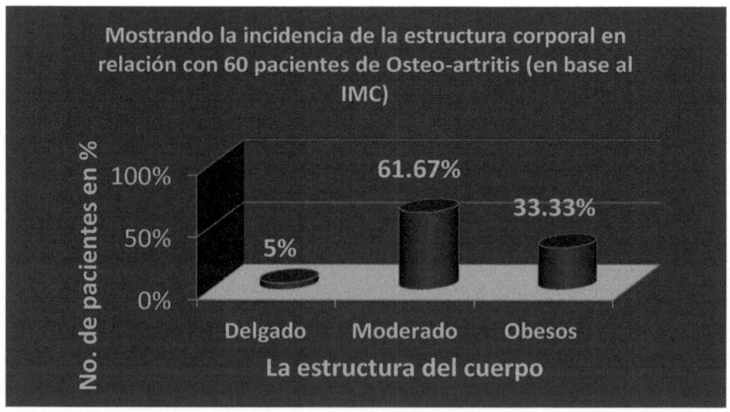

Tabla- 9: Mostrando la incidencia del predominio de Doshik / prakriti en 60 pacientes de sandhigata vata, (OA)

Prakriti	No. de pacientes	Porcentaje
Vata Pitta	8	13.33%
Vata Kapha	48	80%
Pitta Kapha	4	6.67%
Total	60	100%

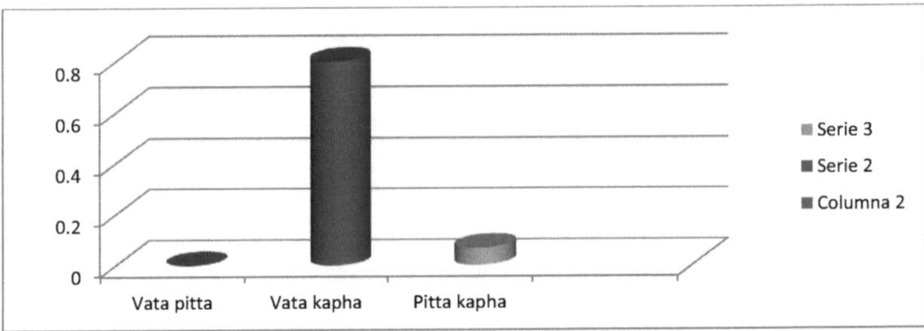

Comentario:

El estudio de prakriti en los 60 pacientes mostró que los 48 pacientes (80%) tenían un predominio de vata kapha, seguido de vata pitta, es decir, 8 pacientes (13,33%) y de pitta kapha, es decir, 4 pacientes (6,67%).

PERFIL CLÍNICO

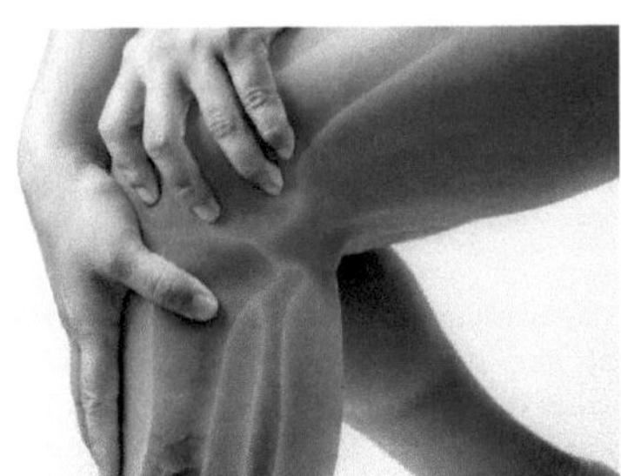

Cuadro 10: Muestra la incidencia de la duración de la enfermedad en 60 pacientes de sandhigata vata, (OA)

Duración de la enfermedad	No. de pacientes	Porcentaje
<6 meses	12	20%
6-12 meses	5	8.33%
1-3 años	22	36.67%
3-5 años	8	13.33%
>5 años	13	21.67%
Total	60	100%

Comentario:

En cuanto a la duración de la enfermedad en 60 pacientes de la sandhigata vata, 22 pacientes (33,67%) tienen una duración de la enfermedad de entre 1 y 3 años, seguidos por 13 pacientes (21,67%) tienen una duración de la enfermedad de más de 5 años seguidos por 12 pacientes (20%) tienen una duración de la enfermedad de menos de 6 meses, 8 pacientes (13,33%) tienen una duración de la enfermedad de entre 3 y 5 años, 5 pacientes (8,33%) tienen una duración de la enfermedad de entre 6 y 12 meses.

Cuadro 11: Incidencia de la aparición en 60 pacientes de sandhigata vata, (OA)

Inicio	No. de pacientes	Porcentaje
Agudo	10	16.67%
Insidioso	36	60%
Crónica	14	23.33%
Total	60	100%

Comentario:

En cuanto a la incidencia de la aparición en 60 pacientes de Sandhigata vata, se determinó que el número máximo de pacientes que encabezaban una aparición insidiosa era de 36, es decir, el 60%, seguido de 14 pacientes de aparición crónica (23,33%) y de 10 pacientes de aparición aguda (16,67%).

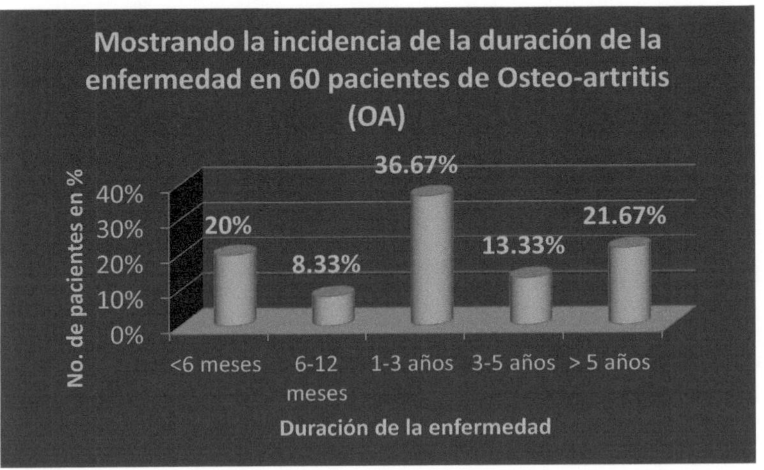
Mostrando la incidencia de la duración de la enfermedad en 60 pacientes de Osteo-artritis (OA)
No. de pacientes en %
40%
30%
20%
10%
0%
20%
8.33%
36.67%
13.33%
21.67%
<6 meses
6-12 meses
1-3 años
3-5 años
> 5 años
Duración de la enfermedad

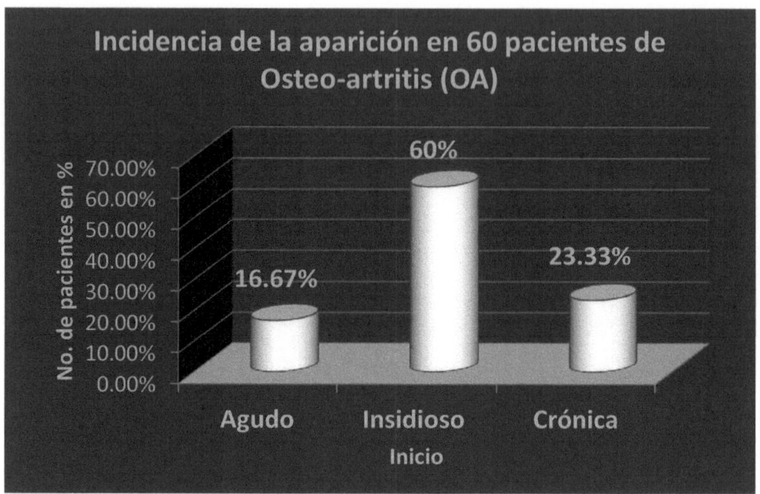

Tabla-12: Peso de 60 pacientes antes del tratamiento.

Grupo de peso en kg	No. de pacientes	Porcentaje
40 a 50	5	8.33%
51 a 60	26	43.33%
61 a 70	23	38.34%
Más del 70	6	10%
Total	60	100%

Comentario:

Como se ha observado, el número máximo de pacientes, es decir, 26 (43,33%), se encontraban en el grupo de peso de 51 a 60 kg, seguidos por el grupo de peso de 61 a 70 kg, es decir, 23 pacientes (38,34%), más de 70 kg 6 pacientes (10%) y 40 a 50 kg, es decir, 5 pacientes (8,33%).

Tabla- 13: Mostrando la velocidad de caminata (Tiempo de caminata) de los pacientes antes del tratamiento en 60 pacientes.

Tiempo de caminata (en segundos)	No. de pacientes	Porcentaje
Hasta 30	0	0%
30+ a 40	12	20%
40+ a 50	27	45%
50+ a 60	20	33.33%
Incapaz de caminar	1	1.67%
Total	60	100%

Comentario:

De la observación se observó que 27 pacientes (es decir, el 45%) podían estar a 25 metros de distancia en 40 a 50 segundos. En conjunto con otros grupos. 20 pacientes (33,33%) podían caminar 25 metros de distancia en 50 a 60 segundos. Seguido por 12 pacientes (20%) y 1 paciente (1.67%) no pudo caminar.

25 metros es la mejor línea para que un hombre sano se cubra 30 segundos, en principio, un hombre camina de 3 a 3 ½ km/hr.

El peso de 60 pacientes antes del tratamiento

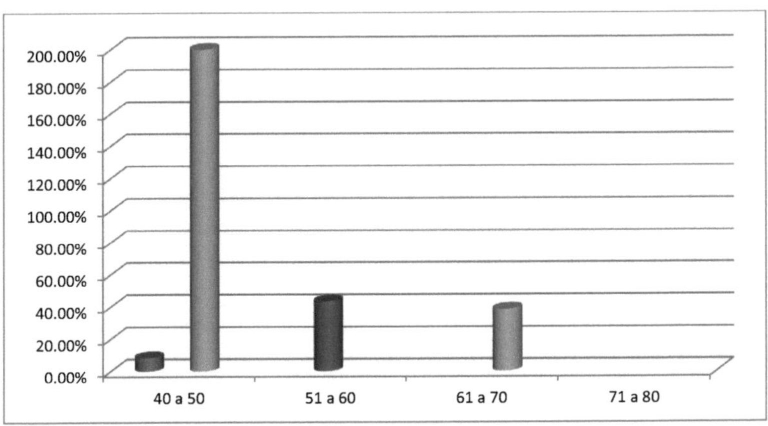

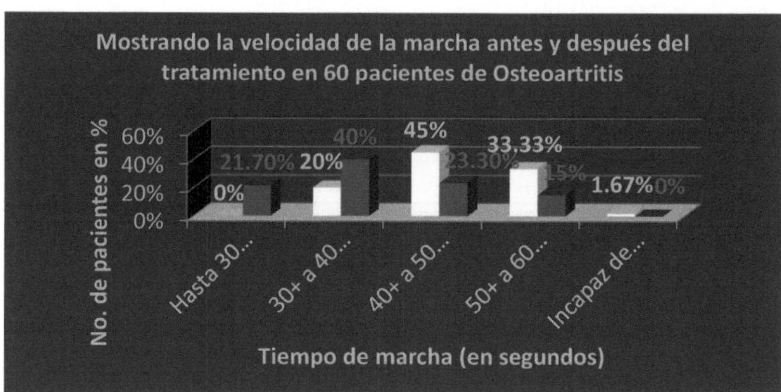

Tabla 14: Mostrando relación del dolor con el trabajo físico en 60 pacientes.

Dolor	No. de pacientes	Porcentaje
Durante el trabajo	8	13.33%
Después del trabajo	6	10%
Durante el descanso	0	0%
No. Efecto	46	76.67%
Total	60	100%

Comentario:

Como se ha observado, el número máximo de pacientes se queja de un tipo de dolor continuo, es decir, 46 pacientes (76,67%) estos pacientes no tenían ningún efecto de dolor durante el trabajo o después del trabajo o durante el descanso.

8 pacientes (13,33%) se quejaban de dolor durante el trabajo y 6 pacientes (10%) se quejaban de dolor después del trabajo.

Tabla- 15: Mostrando la relación del dolor con el caminar en 60 pacientes de Sandhigata vata (OA).

Dolor al caminar	No. de pacientes	Porcentaje
Presente	55	91.67%
Ausente	5	8.33%
Total	60	100%

Comentario:

De los 60 pacientes, 55 (91,67%) presentan dolor al caminar y 5 (8,33%) no tienen dolor al caminar.

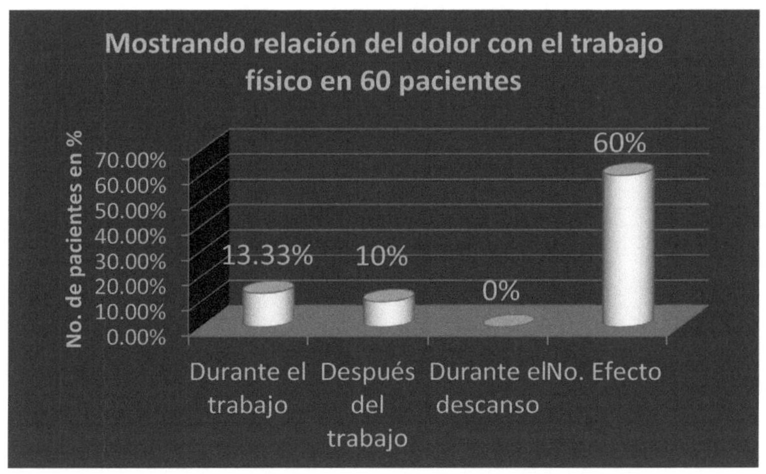

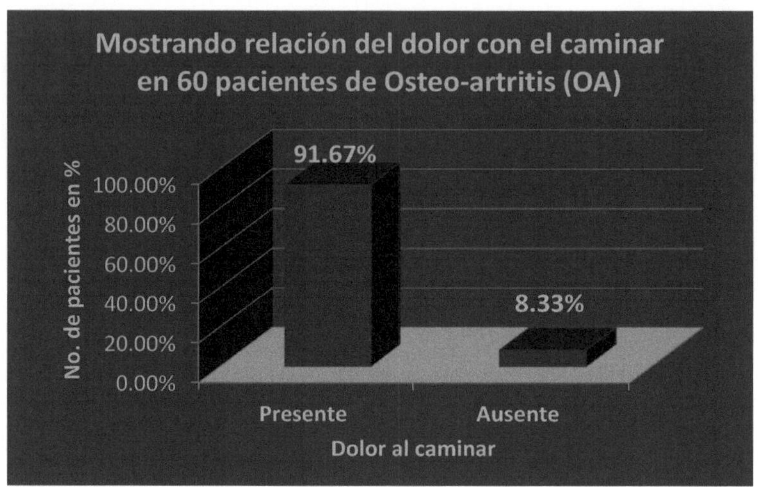

Mesa 16: Relación del dolor con el círculo en 60 pacientes de Sandhigata vata (OA).

Tiempo de dolor agravante	No. de pacientes	Porcentaje
Por la mañana	4	6.67%
Mediodía	0	0%
Noche	4	6.67%
Noche	9	15%%
Continuo	43	71.66
Total	60	100%

Comentario:

En este estudio de 60 pacientes de Sandhigata vata en relación con el tiempo de dolor agravado, el tipo de dolor continuo es mínimo, el número de casos fue de 43 (71,66%), seguido por el aumento nocturno del dolor encontrado en 9 pacientes (15%), el aumento nocturno del dolor encontrado en 4 pacientes (6,67%) y también el aumento matutino del dolor en 4 pacientes (6,67%).

Tabla- 17: Mostrando la relación del dolor con el clima en 60 pacientes de sandhigata vata (OA)

Dolor con el tiempo	No. de pacientes	Porcentaje
Verano	1	1.67%
Lluvia	2	3.33%
Invierno	15	25%
No hay efecto	42	70%
Total	60	100%

Comentario:

En este estudio de Sandhigata Vata en 60 pacientes, el dolor se agrava sin ningún efecto 42 pacientes (70%), seguido por el invierno 15 pacientes (25%), la temporada de lluvias 2 pacientes (3,33%) la temporada de verano 1 pacientes (1,67%)

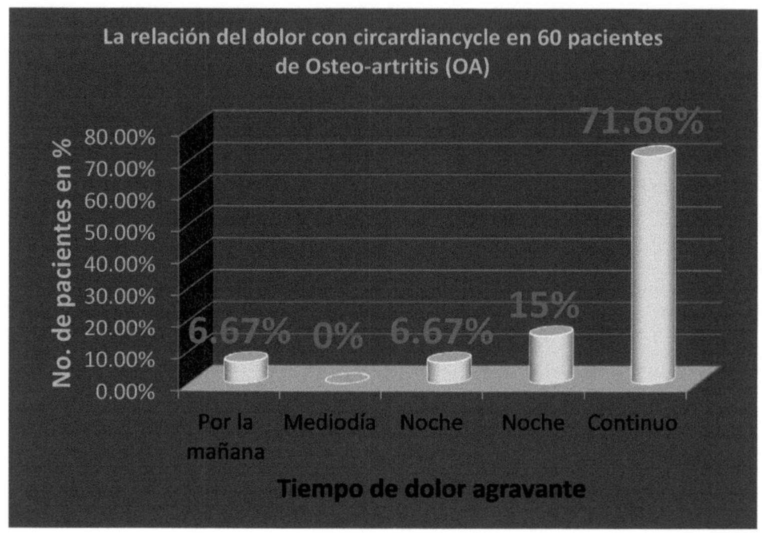

Mostrando relación de dolor con el clima en 60 pacientes de sandhigata vata (OA)

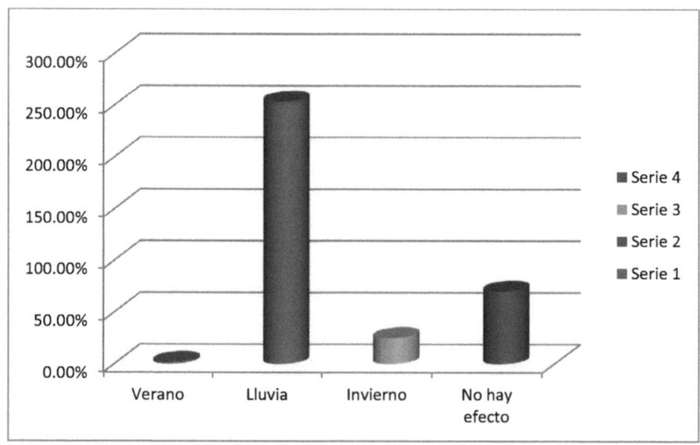

Tabla- 18: mostrando la incidencia de afectación de la articulación I 60 pacientes en relación con la articulación de la rodilla.

Participación conjunta	No. de pacientes	Porcentaje
Ambas articulaciones de la rodilla	36	60%
La articulación de la rodilla izquierda	15	25%
La articulación de la rodilla derecha	9	15%
Total	100	100%

Comentario:

La incidencia de afectación de la articulación en 60 pacientes de sandhigata vata en relación con la articulación de la rodilla muestra que 36 pacientes (60%) tienen ambas afecciones de la articulación de la rodilla. Seguido por la implicación de la articulación de la rodilla izquierda en 15 pacientes (25%) y la implicación de la articulación de la rodilla derecha en 9 pacientes (15%).

Tabla- 19: Mostrando el hallazgo radiológico antes del tratamiento en 60 pacientes.

Hallazgos	No. 1 pacientes	Porcentaje
G1	4	6.67%
G2	32	53.33%
G3	20	33.33%
G4	4	6.67%
Total	60	100%

G1 - Dudoso estrechamiento del espacio articular y posible leproso osteofítico.

G2 - Definir los osteofitos y el posible estrechamiento del espacio articular

G3 - Osteófitos múltiples moderados, estrechamiento del espacio articular y alguna esclerosis y posible deformación de los extremos de los huesos.

G4 - Grandes osteofitos marcados por el estrechamiento del espacio articular, esclerosis de origen definitivo deformidad de los extremos de los huesos.

Comentario:

De la observación 32 casos (52,33%) estaban en el grado 2, mientras que 20 casos (33,33%) en el grado 3, y 4 casos, (6,67%) estaban en el grado 4 y también 4 casos (6,67%) estaban en el grado 1.

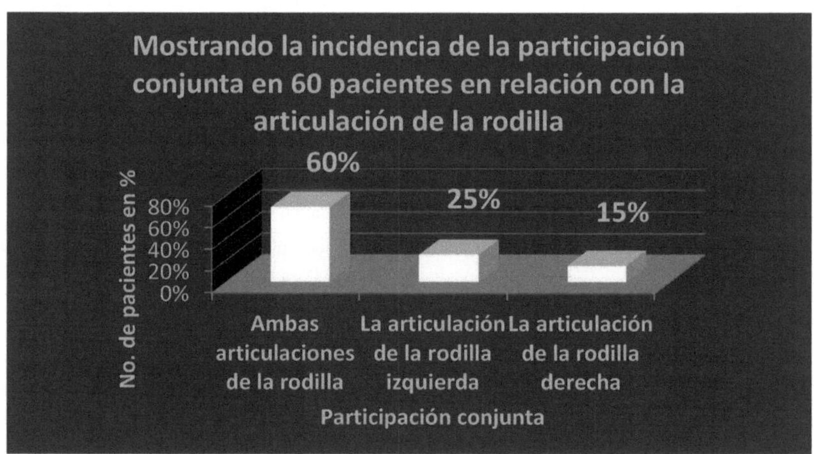

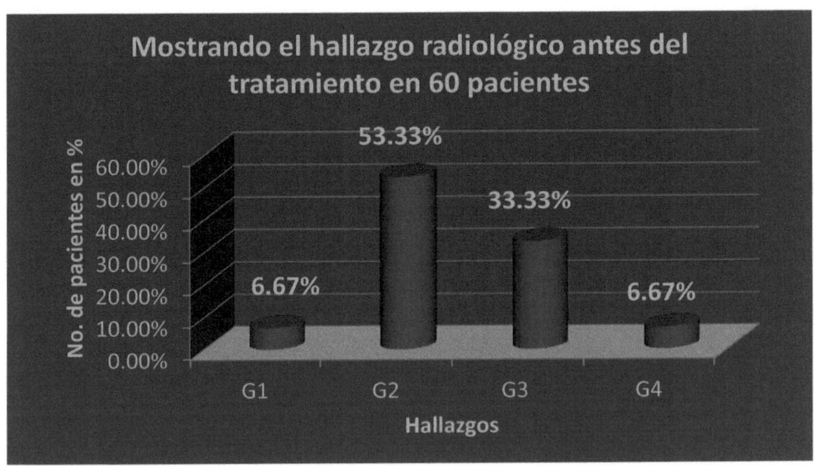

Tabla- 20: Incidencia de deformidad articular en 60 pacientes de Sandhigata Vata.

Deformación de las articulaciones	**No. de pacientes**	**Porcentaje**
Genu varum	5	8.33%
Genu Valgum	1	1.67%
No. Deformidad	54	90%
Total	60	100%

Comentario:

De los 60 pacientes de Sandhigata vata 54 pacientes (90%) no tenían ninguna deformidad articular, mientras que 5 pacientes (8,33%) tenían un varo Genu, y el paciente (1,67%) tenía una deformidad de tipo Genu valgum.

Tabla- 21: Mostrando la incidencia de la sintomatología ayurvédica en 60 pacientes de Sandhigata vata (OA).

Síntomas	No. de pacientes	Porcentaje
Sandhi shula	60	100%
Sandhi sotha	53	88.33%
Sandhi Stambha	57	95%
Sandhi Atopa	59	98.33%
Prasarana Akun chanyo vadana	57	95%
Sandhi Hanti	6	10%

Comentario:

La incidencia de la sintomatología ayurvédica, en 60 pacientes de Sandhigata vata revela que el máximo número de pacientes, es decir, (100%) tenían sandhi shula seguido de sandhi Atopa en 59 pacientes (98,33%), seguido de Prasarana Akunchanyo Vedana en 57 pacientes (95%), sandhi stambha en 57 pacientes (95%), sandhi soth en 53 pacientes (88,33%), sandhi hanti en 6 pacientes, es decir, 10%.

Incidencia de la deformación de la articulación en 60 pacientes de Sandhigata Vata

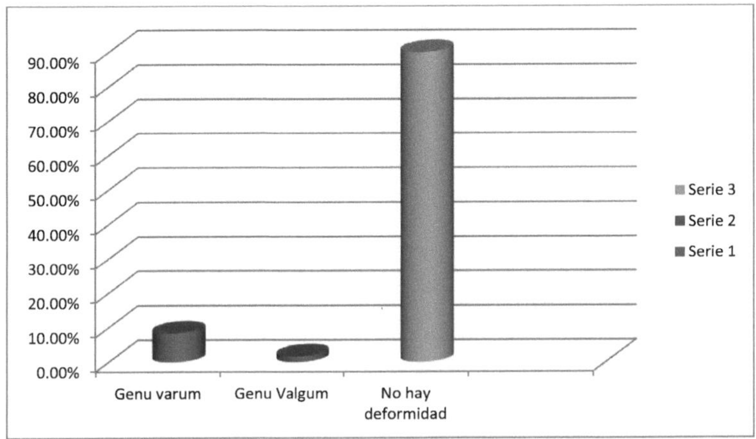

Se muestra la incidencia de la sintomatología ayurvédica en 60 pacientes de Sandhigata vata (OA)

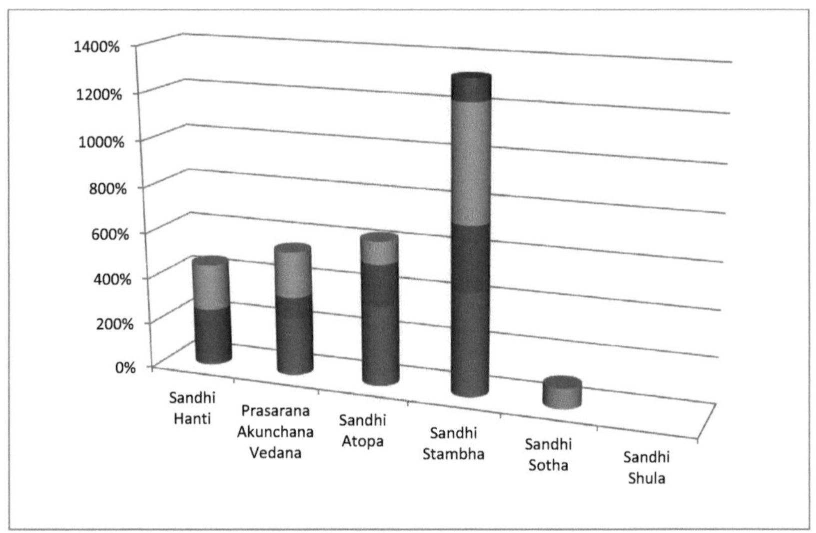

Tabla 22. Mostrando la velocidad de marcha antes y después del tratamiento en 60 pacientes de sandhigata vata (pacientes con osteoartritis).

Tiempo de marcha (en segundos)	BT		EN	
	No. de pacientes	Porcentaje	Mo. De los pacientes	Porcentaje
Hasta 30 segundos (25 metros)	0	0%	13	21.7%
30+ - 40 seg.	12	20%	24	40%
40+ - 50 seg.	27	45%	14	23.3%
50+ - 60 seg.	20	33.33%	9	15%
Incapaz de caminar	1	1.67%	0	0%
Total	60	100%	60	100%

Comentarios:

El cuadro anterior muestra que después de 90 días de tratamiento 13 pacientes (27,7%) pudieron caminar 25 metros de distancia en 30 segundos. El número de pacientes entre 30+ y 4 seg. fue de 12 (20%) antes del tratamiento, el cual fue incrementado constantemente a 24 (40%). Entre 40+ y 50 seg. el número de pacientes fue de 27 (45%) que se redujo a 14 pacientes (23,3%), y 50^+ a 60 seg. el caso inicial fue de 20 pacientes (33,33%) que se redujo a 9 pacientes (15%) y por último el paciente, incapaz de caminar fue 1 (1,67%) en el caso inicial que se redujo a 0.

Tabla 23. Mostrando la evaluación clínica de los resultados en 60 pacientes de sandhigata vata (osteoartritis).

Evaluación	**No. de pacientes**	**Porcentaje**
Una notable mejora	26	43.33%
Mejora moderada	33	55%
No es una mejora	1	1.67%
Total	60	100%

Comentarios: Tomando en consideración los signos y síntomas cardinales (rigidez matutina del dolor, hinchazón, restricción de movimiento y crepitación), la evaluación clínica del resultado se establece como una notable mejoría en 26 pacientes (43,33%), una mejoría moderada en 33 pacientes (55%), sin mejoría en 1 paciente (1,67%).

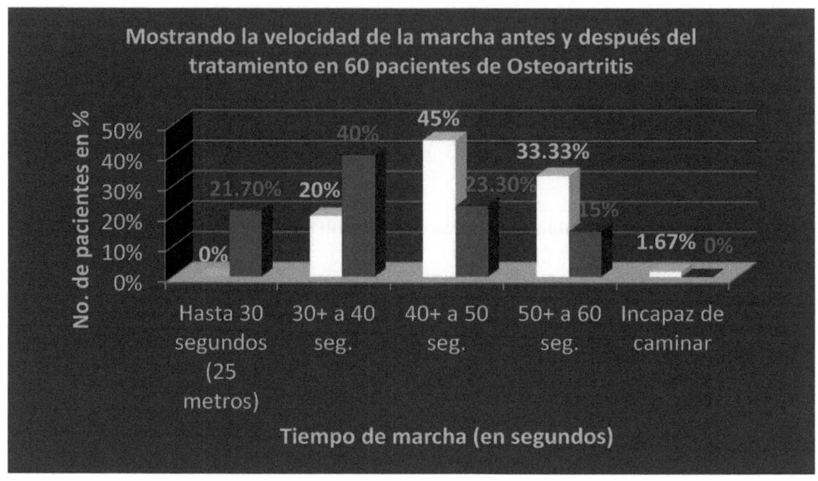

Mostrando la evaluación clínica de los resultados en 60 pacientes de Sandhigata vata

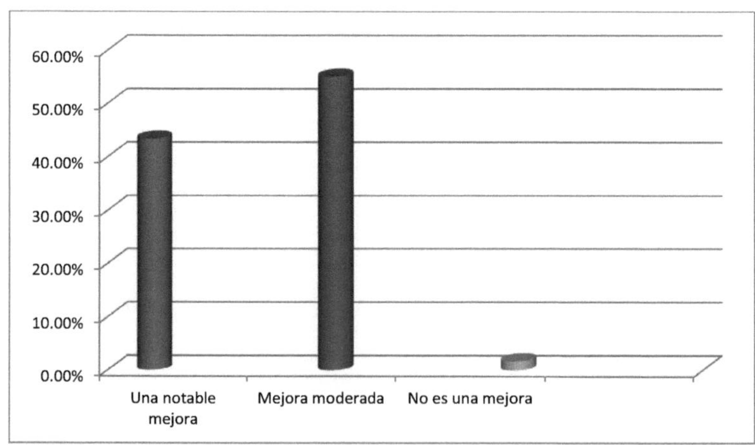

RESULTADOS DEL PERFIL TERAPÉUTICO

Análisis estadístico:

Para evaluar el resultado del estudio se registraron meticulosamente tanto el hallazgo objetivo como el subjetivo antes, durante y después de la finalización del tratamiento. Las características clínicas más importantes como el dolor, la restricción, el movimiento, la hinchazón, la rigidez matutina, el crepúsculo se tomaron como un parámetro subjetivo para el análisis.

Como el tamaño de la muestra era de 60, se aplicó la prueba Z para conocer la importancia del efecto del fármaco del ensayo en la Sandhigata vata (osteoartritis).

Cuadro 24: Efecto del fármaco de prueba en el dolor en 60 pacientes de Sandhigata vata (Osteoartritis)

Dolor	Media ±SD...	df	SE	Valor Z	P
B.T.	2.1 ± 0.12	59	0.009	11.33	<0.01
A.T.	1.08 ± 0.39				

SD - Desviación estánda

BT - Antes del tratamien

AT - Después del tratami

P - Probabilidad

SE - Error estándar

Df - Grado de libertad

Comentarios:

Los datos anteriores muestran que la media inicial de ±SD fue de 2,1. ± 0,12 que después de 90 días de tratamiento se redujo a 1,08 0±,39 respectivamente. El valor SE era 0,009 y el valor Z era 11,33. Así, la mejora del dolor en 60 pacientes fue estadísticamente significativa. (P= <0.01)

Tabla 25: Efecto del ensayo Drug on restricted Movement in Sandhigata vata ((Osteoarthritis). (n= 60)

Movimiento restringido	Media ±SD...	df	SE	Valor Z	P
B.T.	1.8 ± 0.77	59	0.13	9.2	<0.01
A.T.	0.6 ± 0.62				

Comentarios:

Los datos anteriores muestran que en el movimiento restringido la media inicial de ±SD fue de 1,8 0±,77 que se redujo a 0,6 ±062 respectivamente. El valor SE es 0,13 y el valor Z es 9,2, lo que es significativo.

Efecto del fármaco de prueba sobre el dolor en 60 pacientes de osteoartritis

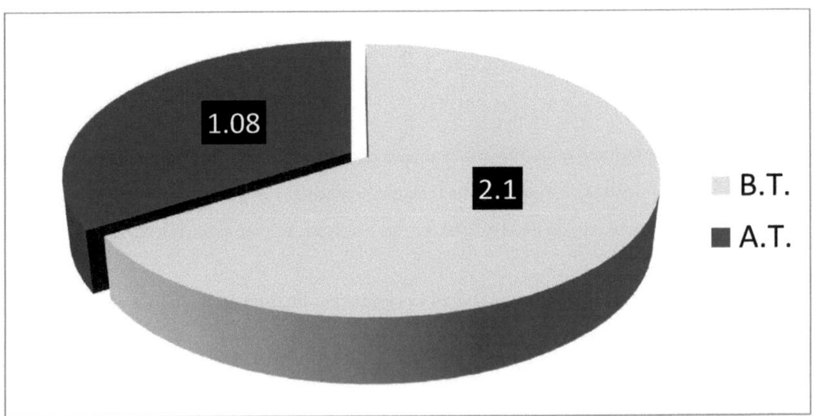

Efecto del fármaco de prueba en la restricción de movimientos en la osteoartritis.

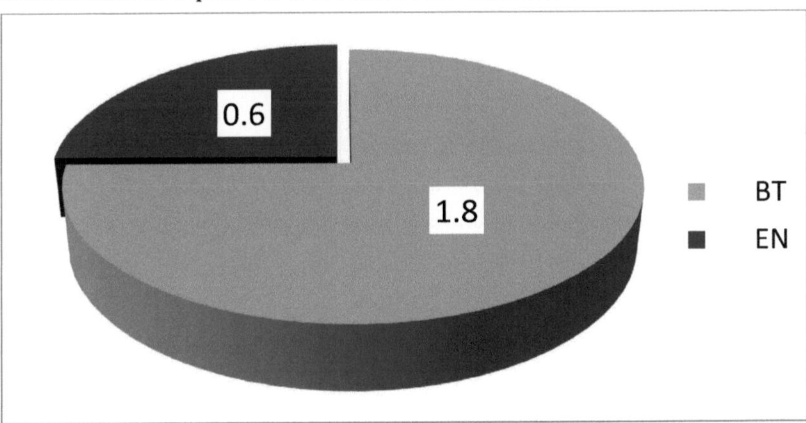

Tabla 26: Efecto del fármaco de prueba en la hinchazón de 60 pacientes de Sandhigata vata (Osteoartritis). (n= 60)

Hinchazón	Media ±SD...	df	SE	Valor Z	P
B.T.	33.28 ± 2.4	59	0.39	4.2	<0.01

A.T.	31.58 ± 1.8				

Comentarios:

Los datos anteriores muestran que la media inicial y la DS fue de 33,28 2±,4 que después de 90 días de tratamiento se redujo a 31 1±,8 respectivamente. El valor SE fue de 0,39 y el valor Z de 4,2. Por lo tanto, la mejora de la hinchazón fue estadísticamente significativa (P= <0,01).

Tabla 27: Efecto del fármaco de prueba en la rigidez matinal en 60 pacientes de sandhigata vata (osteoartritis). (n= 60)

Rigidez matutina	**Media ±SD...**	**df**	**SE**	**Valor Z**	**P**
B.T.	1.53 ± 0.69	59	0.11	9.7	<0.01
A.T.	0.46 ± 0.05				

Comentarios:

Los datos anteriores muestran que la media inicial de ±SD fue de 1,53 0±,69, que después de 90 días de tratamiento se redujo a 0,46 0±,05 respectivamente. El valor SE fue de 0,11 y el valor Z de 9,7. Así, la mejora de la rigidez matinal fue estadísticamente significativa (P= <0,01).

Efecto del fármaco de prueba sobre la hinchazón en 60 pacientes de osteoartritis.

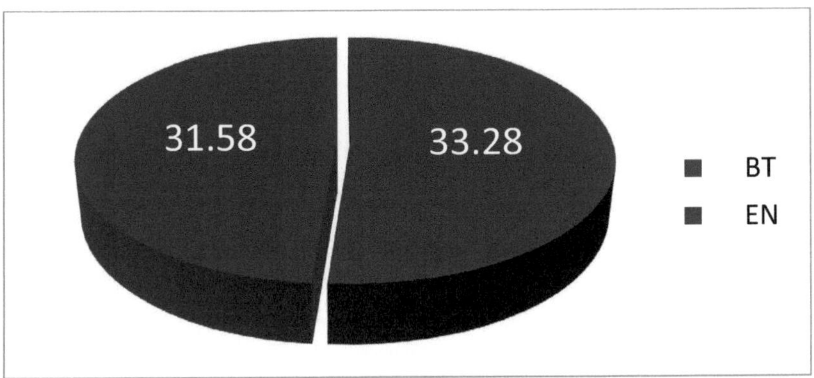

Efecto del fármaco de prueba en la rigidez matutina de 60 pacientes con osteoartritis.

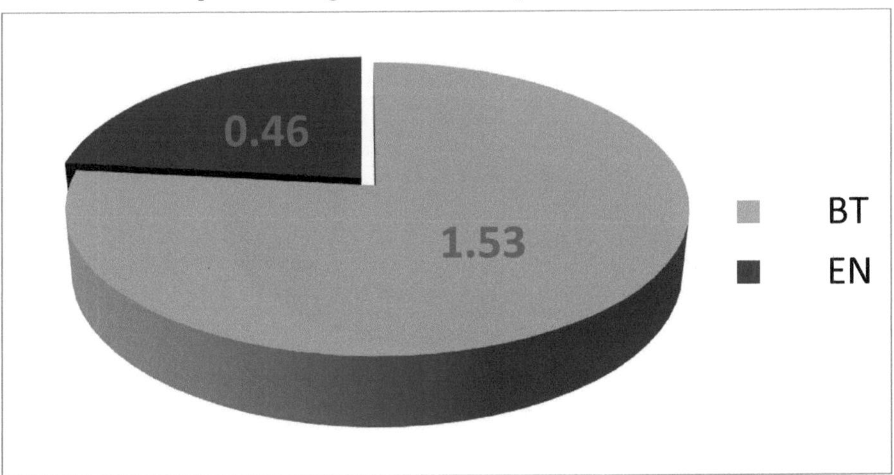

Cuadro 28: Efecto del fármaco de prueba sobre el Crepitus en 60 pacientes de Sandhigata vata (Osteoartritis). (n= 60)

Crepitus	Media ±SD...	df	SE	Valor Z	P
B.T.	2.15 ± 0.71	59	0.10	9.4	<0.01
A.T.	1.21 ± 0.36				

Comentarios:

Los datos anteriores muestran que la media inicial de la ±SD fue de 2,15 0±,71 que después de 90 días de tratamiento se redujo a 1,21 0±,36 respectivamente. El valor SE era 0,10 y el valor Z era 9,4. Así, la mejora de Crepitus en 60 pacientes de sandhigata vata (Osteoartritis) fue estadísticamente significativa (P= <0.01).

Efecto del fármaco de prueba sobre el crepúsculo en 60 pacientes de osteoartritis

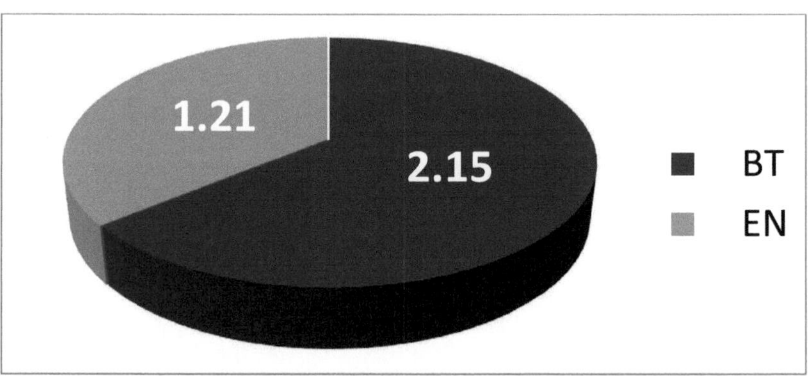

** El hallazgo radiológico de los 60 pacientes del ensayo clínico de Sandhigata vata (osteoartritis), BT y AT muestra que el paciente mejoró clínicamente pero no hubo una mejora significativa en los hallazgos radiológicos.

DISCUSIÓN

La presente obra, titulada "Estudio de la eficacia de Aswsgsndha Ghrita Basti y de un compuesto oral de poli-herbominersl en el tratamiento de la Sandhigata Vata (osteoartritis)", se ha concebido para emprender una obra literaria crítica de revisión, estudio conceptual y clínico de Sandhigata vata en términos de osteoartritis moderna seguido de una evaluación terapéutica en su manejo con Aswagandha Ghrita Matra Basti a la que se le dio tor 10 días y un compuesto oral poli-herbal-mineral con un seguimiento a 90 días con un intervalo de 30 días Se seleccionaron pacientes con **osteoartritis de rodilla para** el ensayo terapéutico.

El presente trabajo se ha dividido en diferentes secciones como la Introducción. Revisión moderna, revisión ayurvédica. Matra Basti, Revisión de drogas. Estudio céntrico. Debate, resumen y conclusión.

El capítulo 1 trata de la introducción sobre la Sandhigata vata (Osteoartritis).

En el capítulo 2, se ha examinado la revisión moderna junto con la incidencia, la prevalencia, la clasificación, la anatomía de la articulación de la rodilla, los factores de riesgo, la etiología, los criterios modernos de diagnóstico y el tratamiento más reciente.

En el capítulo 3, se explica la revisión ayurvédica de la enfermedad. La Sandhigata vata es comparable con la osteoartritis, ya que parece tener características, signos y síntomas similares. Sandhigata vata se describe en vatavyadhi como una entidad independiente. Se está debatiendo la etimología de Sandhigata vata, la función normal del sandhi, junto con Nidan (etiología), Samprapti (patogénesis), Purvarupa (características prodormales), rupa (características clínicas), Upadrava (complicaciones) y (tratamiento), como mencionan diferentes autores de textos ayurvédicos.

En el capítulo 4, Matra Basti está siendo discutido en detalle junto con su indicación y contraindicación.

En el capítulo 5, bajo la revisión de la droga las propiedades y cualidades de la droga elegida para el estudio clínico, su recolección, identificación, Rasa, guna, "Nosotros, vipak se están discutiendo en detalle.

En el capítulo 6 se examina el estudio clínico del fármaco de ensayo, que incluye el material y los métodos en los que se fijan diversos criterios de inclusión y exclusión según el protocolo científico y las directrices de investigación. La asignación de los pacientes se basa en parámetros subjetivos y objetivos con especial referencia a la ciencia ayurvédica y moderna. También se ilustró la observación y los resultados del ensayo clínico. En el estudio se registró un total de 60 pacientes de la CPU y la IPD del Departamento de Gobierno de Kayachikitsa, Colegio y Hospital Ayurvédico, Guwahati-14, Assam.

La observación y el análisis estadístico muestran que en el perfil demográfico de los 60 pacientes con osteoartritis de rodilla registrados, la mayoría de los casos fueron mujeres, contribuyendo en total un 73,33%. El principal grupo de edad afectado por la osteoartritis de la rodilla era el grupo de edad de 50 a 59 años (46,67%). En el estudio, el 78,33 % de los casos pertenecían a la comunidad hindú, aunque la enfermedad no depende de grupos religiosos. El máximo número de pacientes fueron amas de casa (53,33%), seguidas de militares (23,33%), seguidas de profesores (13,33%). La relación de la observación del estilo de vida en el mostró que el 70% de los pacientes de los pacientes tenían un estilo de vida activo y el resto 30% tenía un estilo de vida sedentario. En la región noreste, las esposas de casa son más propensas a llevar un estilo de vida activo, como ponerse en cuclillas, limpiar el suelo, cocinar, etc. La mayoría de los pacientes no eran vegetarianos en sus hábitos alimenticios (96,66%). Puede ser debido a que la mayor población de la región noreste son no vegetarianos. El máximo paciente que sufría de artrosis de rodilla/janu Sandhigata vata pertenecía a las zonas urbanas Le. 70%, y 30% de las zonas rurales. La mayoría de los pacientes tenían una estructura corporal moderada (61,07%) basada en el Índice de Masa Corporal (IMC). Seguido de la estructura corporal obesa (33,33%). Los pacientes obesos soportan más presión sobre la articulación de la rodilla, lo que agrava la enfermedad. La incidencia de predominio de Doshik/prakriti en 60 pacientes de lOsteoartritis sandhigata vata mostró que la mayoría de los pacientes tenían predominio de vata kapha (80%) seguido de vata pitta (13,33%), mientras que pitta kapha era 6,67%.

En el perfil clínico de los 60 pacientes de Janu Sandhigata vata 1 knee Osteoarthritis major la duración de la enfermedad fue del a 3 años (36.67%) seguido de >5 años (21.67%), seguido de <6 meses (20%) de duración. La incidencia de la aparición de la enfermedad fue mayoritariamente insidiosa (60%), seguida de una aparición crónica (23,33%). También se midió el peso del paciente. El número máximo de pacientes se situó en el grupo de peso de 51 a 60 kg (43,33%). Se registró la velocidad de marcha (tiempo de marcha) del paciente.

Un máximo de 46 66% de los pacientes podrían cubrir una distancia de 25 metros en 40 a 50 segundos.

La relación entre el dolor y el trabajo físico muestra que, 60/6 en los pacientes se quejaban de un tipo de dolor continuo Estos pacientes no tenían ningún efecto de dolor durante el trabajo o después del trabajo o durante el descanso También. El 91 67% de los pacientes presenta dolor al caminar. En relación con el ciclo de dolor crrcardiano, un máximo del 71,66% de los pacientes tienen un tipo de dolor continuo. Un mamífero del 70 % de los pacientes tenía dolor sin efecto de ningún clima, seguido por un 25 % de pacientes con dolor que se agravaba en la temporada de invierno. La incidencia de la observación de la implicación diaria muestra que el 60 % de los pacientes tenían implicada la articulación de la rodilla, seguido de la implicación de la articulación de la rodilla izquierda en un 25 %, y la implicación de la articulación de la rodilla derecha en un 15 %. Los resultados radiológicos en 60 pacientes mostraron que el 53,33% estaban en el segundo grado, mientras que el 33,33% de los pacientes estaban en el tercer grado. De los 60 pacientes de janu sandhigata vata, la incidencia de deformidades articulares mostró que el 90% de los pacientes del paciente no tenían ninguna deformidad articular, mientras que el 8,33% tenía el tipo de deformidad Genu Varum y el 1,67% tenía el tipo de deformidad Genu Valgum. La incidencia de la sintomatología ayurvédica en los 60 pacientes del Sandhigata vata revela que todos los pacientes, es decir, el 100% de los pacientes tenían sandhi shula seguido de Sandhi Atopa (98,33 %), seguido de Prasarana Akunchanyo Vedana y Sandhi Stambha en el 95% de los pacientes, mientras que el 88,33 % de los pacientes tenían Sandhi Soth, seguido de sandhi Hanti en el 10% de los pacientes.

En todos los casos registrados la duración total (es decir, la duración de la terapia de ensayo) fue de 90 días. Aswagandha ghrita Basti se administró en la dosis de 50 ml diarios durante 10 días. El compuesto poli-herbomineral oral se administró en la dosis de 1 tableta dos veces al día después de la comida durante 90 días. Sin embargo, en algunos casos se pidió que se continuara con la droga oral durante dos meses más. La terapia de prueba se dio a todos los pacientes registrados y se firmó un documento de consentimiento con fines éticos.

La mejora clínica con respecto a la velocidad de marcha (tiempo de marcha) antes y después del tratamiento mostró que después de 90 días, después del tratamiento el 21,7% de los pacientes podían caminar 25 metros de distancia en 30 segundos, lo que se incrementó de 0. El número de pacientes entre 30+ y 40 segundos fue del 20% antes del tratamiento, lo que se incrementó de forma constante hasta el 40%. entre 40 y 50 segundos el número de pacientes fue del 45%, que se redujo al 15% y por último el paciente incapaz de caminar fue del 1 67% en caso inicial que se redujo a 0.

El resultado de la droga del ensayo terapéutico mostró que

La disminución resultante del dolor en 60 pacientes fue estadísticamente significativa (Valor Z = 11,33 , P = <0,01).

La mejora de la restricción de movimiento en 60 pacientes fue estadísticamente significativa (Valor Z = 9,2. P = <0,01)

La mejoría de la hinchazón en 60 pacientes, que se registró midiendo la circunferencia de la rodilla con ayuda de la cinta de medición antes y después del tratamiento, mostró que era significativa (2 Valor = 4_2,P =< 0,01).

La mejora de la rigidez matutina en 60 pacientes fue estadísticamente significativa (2 Valor = 9.7, P = < 0.01).

La mejoría de Crepitus en 60 pacientes fue estadísticamente significativa (Valor Z = 9.4, P = < 0.01).

Los pacientes mejoraron clínicamente pero no hubo una mejora significativa en los resultados radiológicos.

Entre 60 casos de Sandhigata vata (osteoartritis), estudiados y analizados críticamente durante el ensayo del fármaco, dependiendo de los signos y síntomas cardinales, se encontró que 26 pacientes (43,33%) mejoraron notablemente, 33 pacientes (55%) mejoraron moderadamente y 1 paciente (1,67%) no mejoró.

MODO DE ACCIÓN PROBABLE DEL ASWAGANDHA GHRITA BASTI Y EL COMPUESTO MINERAL ORAL POLY HERBO

El Sandhigata vata también puede ser considerado como el Madhyam Roga Margata vyadhi en el que vayu se aloja en Sandhi. Por lo tanto, para el tratamiento de la sandhigata vata deben seleccionarse medicamentos que actúen tanto en el vayu como en el asthi. Según Charaka, en Asthi dhatu dushti o en Asthigata vyadhis deben adoptarse los siguientes principios como medidas curativas. El tratamiento que debe darse es el karma Pancha específicamente Basti, medicamentos con predominio de las propiedades tikta preparados a partir de leche y ghee (Ch. Su. 28/27). Su Su 15/10 afirma que Asthi dhatu es predominante en prithvi y vayu mahabhuta.

El basti dado fue el Matra basti que es un tipo de Sneha basti. Sushruta en Su. chi 37/70 afirma que en el proceso de sneha basti se debe dar 6, 7, 8 o 9 sneha basti. En mi estudio Basti fue admitido a los pacientes registrados por 10 días Con la referencia tomada el panchakarma clínico por el Dr. Polepally Yadaiah 2da edición Susruta (Su. chi 37/71/74) también ha mencionado que

- El primer sneha basti proporciona snehan (oleación y lubricación) al basti (vejiga) y a la Vanshana (pelvis).
- El segundo basti estabiliza el vayu presente en el basti shira.
- El tercer basti aumenta el Bala y el varna (tez)
- El cuarto basti proporciona snehan a la Rasa.
- El quinto basti proporciona snehan al Rakta.
- El sexto basti alimenta a Mamsa dhatu.
- El séptimo basti alimenta el dahtu de la Meda.
- Los ocho basti alimentan el Asthi dhatu
- El noveno basti alimenta al Majja dhatu.

Según Charak Basti es el mejor tratamiento considerado para el vata como "Vastihi vataharanam".

La droga que se utiliza en el basti llega primero al pakwashaya (intestino grueso). Pakwashaya es el sitio principal del vata dosha, así que por la acción en el sitio principal, basti obtiene el control de los vata presentes en todo el cuerpo. Una vez más, ya que vayu reside principalmente en pakwashaya por lo que para pacificar el sthaniya (dosha localizado) al principio y luego se da Sneha sweda antes de la terapia Basti. Snehana ablanda el cuerpo y elimina las malas acumuladas. Swedana alivia la rigidez, la pesadez y produce sudor. Por este proceso los vasos sanguíneos pueden dilatarse y ayuda a aumentar la circulación sanguínea local. Las drogas snehana (taila como Mahanarayan taila, Maha visha garbha taila, etc.) aplicadas también antes de la Swedana se absorben a través de la piel y también pueden ejercer su efecto localmente.

Pakwashaya es el lugar del purishadhara kala, la 5ª kala presente en el cuerpo (Su sha4/16).

Según el comentarista, Dalhan, Purishadhara kala y Asthidha kala son una misma cosa (Su ka 4/40). Basti actúa directamente en el purishadhara kala para que podamos tomar su acción directa en el Asthidhara kala.

De nuevo Aswagandha ghrita es la principal droga que se utiliza en el Matra pasti. La planta Aswagandha, ha sido mencionada Chakradutta (C.D. 22/72).

Como en Vatahara Gana. Aswagandha también tiene Rasayana por lo que puede ser penetrante en los trastornos degenerativos. También actúa como shothahara, propiedades del shoolaprashamana. 80 puede actuar farmacológicamente como anti, inflamatorio y analgésico.

Según Charak, como se mencionó anteriormente en Asthi Dhatu dusti el tratamiento que se debe dar es Panchakarma específicamente Basti, medicamentos con predominio de propiedades tikta preparados con leche y ghrita. En Aswagandha ghrita, hay predominio de tikta rasa ya que según las propiedades ayurvédicas, la rasa de Aswagandha tiene predominio de tikta rasa.

Tikta Rasa tiene a Vayu y Akasha mahabhuta en predominio. Aunque tikta rasa se agrava lo que puede mejorar el proceso patógeno de Sandhigata vata, pero según el principio principal del Ayurveda "sthanam jayate purvam" (As Hr 13/20, Ch Su 14/9), el sitio principal de Sandhigata vata en sandhi es el Sleshak Kapha. Así que disminuyendo el kapha dosha, Tikta rasa cumple con el principio. Tikta rasa también tiene propiedades deepana, pachana, rochana (Su Su 42/10). Así que puede ayudar en la mejora del estado general del cuerpo, proporciona fuerza al cuerpo así como a las articulaciones. También posee propiedades Iekhana, por lo que puede ayudar en la reducción de peso y ayudar en el manejo de la Osteoartritis. Tikta rasa tiene también propiedades jwaraghna y daha prashamana que puede actuar como agente antiinflamatorio. y puede reducir el dolor y la hinchazón de las articulaciones.

Aswagandha también tiene Ushna Virya, madhura vipaka. Ghrita es vata pitta samak, rasayana, balya y agni vardhak, Shula y jwarahara. Así que puede actuar como un rejuvenecedor del cuerpo. Ghrita también es yogavahi por lo que puede ayudar a aumentar la bio-disponibilidad de las otras drogas sin perder su propia propiedad. Ghrita también contiene vitamina D, que puede desempeñar un papel importante en la utilización del calcio y el fósforo en la sangre y la formación de huesos. Así, la administración de basti durante 10 días, la propiedad tikta de la albahaca y el yogavahi, las propiedades del rasayana, etc. ayuda en el samprapti Vighatana del sandhigata vata.

De acuerdo con la medicina moderna, el Enema Científico es un nombre por trenerectel. La droga Basti cruza la mucosa rectal. como otras membranas lípidas Waugh, el recto que son ricas en vasos sanguíneos y linfáticos suministran la droga así actúan en todo el cuerpo entrando en la circulación general Bull puede, ct a través del sistema nervioso o a través de los receptores entéricos y por lo tanto puede meramentease la enzima local o el neurotransmisor. El Baeti también puede actuar sobre la flora bacteriana normal y por lo tanto puede aumentar la síntesis de vitamina 812 y K.

El compuesto oral poli hobo-mineral tiene propiedades como vedana smapana. shothara. batya. rasayana. deepen, enulomane etc sus actividades farmacológicas incluyen propiedades antiinflamatorias. analgésicas. antr-oxidantes que pueden ser beneficiosas para el chamán de las cubas de sandhigata [osteoartritis El compuesto oral poli hobo-mineral contiene polvo de Aswagandha (\NNNNNithania somnifera). Arjuna (T erminalia Arjuna), Rasna (Vanda roxburgiD. Bala (Sida cordifolia), Guggul (Commiphora wighitti) junto con Godanti bhasma y Kukkutandak Bhasma (calcio orgánico) Las plantas como Aswagandha. Guggulu, Rasna, Bala, excepto Arjuna, se mencionan bajo el vatahara gana.

Russo y otros informaron sobre los efectos antiinflamatorios de Withania Somnifera. Gupta y otros observaron el potencial terapéutico de Withania Somnifera en condiciones degenerativas crónicas. Al Hindawi y otros evaluaron la actividad antiinflamatoria de Withania somnifera y los resultados mostraron que Withania Somnfera poseía actividad antiinflamatoria. Davis y otros informaron de que la administración de extracto de Withania Somnifera aumentó el nivel de interferón alfa. lL-2 , factor estimulante de colonias de granulocitos macrófagos (GM-CSF) y disminuyó la producción de TNF a. Agarwal y otros estudiaron la actividad antiinflamatoria de Withania Somnifera en la inflamación mediada por el sistema inmunitario y se observó un aumento significativo de los recuentos de glóbulos blancos y plaquetas con el tratamiento de Withania Somnifera. Gautam y otros documentaron las propiedades inmunológicas de la withania Somnifera.

Se ha documentado la eficacia terapéutica de la *Terminalia arjuna* en los trastornos metabólicos (Indian Materia Medica, 3ª edición). Tiene un efecto antiinflamatorio que puede atribuirse a su potente acción antioxidante. Munasinghe y otros informaron de la potente actividad antioxidante de Terminalia arjuna tanto in vitro como in vivo Gupta y otros informaron de la importante actividad antioxidante de Terminalia comparable a la de la vitamina E.

Commiphora wightii contribuye en el proceso crítico de la mnalización de los huesos (Indian Material Medics). Singh y otros investigaron a Commiphord Wightii para reducir el dolor, la rigidez y la movilidad de las articulaciones en pacientes mayores con una rodilla y reportaron una mejora significativa en la puntuación total del Índice de Osteoartritis de las Universidades Maestras de Western Ontario (WOMAC) con una mejora ginecológica.

Vanda roxburgii se utiliza como un analgésico tópico en el dolor articular reumático, Karandikar et al. reportaron un notable efecto anti ~ inflamatorio de Vanda mxburgii. Chawla y otros y Prasad y otros informaron de una importante actividad antiinflamatoria de Vanda roxburgii.

Frazottii y otros observaron un potente antiinflamatorio de Sida cordifoiia. Kanthel y otros informaron también sobre las potentes actividades analgésicas y antiinflamatorias de la cordifoiia sida a la indometacina.

El Godanti bhasma y el Kukkutandatvak bhasma son fuentes orgánicas ricas en calcio, que aumentan la absorción y la biodisponibilidad del calcio. Ayurveda, ha indicado las drogas Sudha varga para el manejo de Asthikshaya y godanti & Kukkundtandak twak se considera en Sudha varga.

RESUMEN Y CONCLUSIÓN

Sandhigata vata se describe en los libros de texto clásicos de Ayurveda ponCJSQly bajo Vatavyadhl como una entidad clínica independiente Las características cardinales de Sandhigata vata se explican en el texto clásico dillerenl 0! El Ayurveda no tiene muchas similitudes con las características clínicas de la osteoartritis que se explican en la ciencia médica de la madre. El sampraptl de sandhigata vata a bound discutido bajo el título 2 como Dhatu kshaya janya y Margavaramanye gandhigata vata/osteoartritis ocurre principalmente en la vejez debido a dbatukshaya ya que el vata se agrava más en la vejez. En otras palabras, Dhatu kshaya puede considerarse como una degeneración de los tejidos y células del cuerpo.

La osteoartritis o enfermedad articular degenerativa, que es actualmente una de las principales enfermedades crónicas del mundo, es responsable de causar altas tasas de inmovilidad y discapacidad en los ancianos. Los crecientes efectos secundarios de los modernos agentes farmacológicos utilizados durante el tratamiento de la artrosis están especialmente relacionados con el tracto gastrointestinal. El uso excesivo de AINES causa ulceración de la Gl. 6| síntomas y a veces también hemorragias. Por lo tanto, estos agentes deben ser prescritos con cautela. Además, la intervención quirúrgica no proporciona una solución duradera. Así pues, se seleccionó la modalidad de tratamiento ayurvédico para el estudio de la búsqueda de un tratamiento seguro y eficaz de la Sandhigata vata/osteoartritis que pueda aplicarse a nivel de la OPD y la IPD.

La finalidad y el objetivo del estudio fueron

1. Estudiar la eficacia de Aswagandha Ghrita Basti y un compuesto herbomineral oral en el tratamiento de la sandhigata vata (osteoartritis).

2. Observar y evaluar el efecto de Aswagandh Ghrita Matra Basti y un compuesto mineral de poli-herbos Orales y establecer una modalidad de tratamiento para la osteoartritis en la era moderna.

3. Un estudio crítico, conceptual y demográfico de la sandhigata vata en términos de osteoartritis.

En este estudio se seleccionaron y registraron 60 pacientes del CPD & IPD del Departamento de Kayachikitsa y se les asignó un único STOUD no comparativo confirmando las características clínicas junto con los criterios de inclusión y exclusión. El paciente con el KNEE OSTEOARTHRITIS (janu sandhigata vata) estaba siendo tomado para la terapia de drogas de prueba. La terapia de drogas de prueba de Aswagandha ghrita basti se administró en una dosis de 50 ml diarios durante 10 días y un compuesto mineral poli-herbáceo oral durante 90 días Sin embargo, se pidió a algunos pacientes que continuaran el tratamiento con drogas orales durante 1 de 2 meses más para comprobar la recaída.

La evaluación se realizó antes y después de la finalización del tratamiento. Dolor. Movimiento restringido, hinchazón, rigidez matutina, crepitación, los resultados radiológicos fueron el parámetro para el estudio.

El análisis estadístico se hizo con estadísticas descriptivas, valor 2, valor P.

Las observaciones se hicieron sobre el perfil demográfico como la edad, el sexo, la religión, la ocupación, el hábitat, el hábito dietético, el estilo de vida, la estructura del cuerpo (basado en el IMC), la prakriti.

Se hicieron observaciones sobre el perfil clínico como la incidencia de la duración de la enfermedad, la incidencia del inicio, el peso del paciente, la velocidad (tiempo de marcha) del paciente, la relación del dolor con el trabajo físico, la incidencia de la afectación de la articulación en relación con ambas articulaciones de la rodilla, el grado de los taponamientos radiológicos, la incidencia de la deformación de la articulación en relación con la articulación de la rodilla y también la incidencia de la sintomatología ayurvédica como Sandhi Shula, Sandhi Sotha, Sandhi Stambha, Sandhi Atopa, Prasarana Akunchanyo Vedana, Sandhi Hanti mencionados según los textos clásicos ayurvédicos.

Los pacientes con predominio de Vata kapha fueron los máximos en este estudio con un porcentaje total del 80%.

La mejoría clínica con respecto a la velocidad (tiempo de caminata) antes y después del tratamiento mostró que después de 90 días, después del tratamiento el 21,7% de los pacientes podían caminar 25 metros de distancia en 30 segundos, lo cual se incrementó de 0. El número de pacientes entre 30+ y 40 segundos fue del 20% antes del tratamiento, el cual se incrementó constantemente hasta el 40%. entre 40* y 50 segundos el número de los pacientes 45% que se redujo a 15%, y por último el paciente incapaz de caminar fue 1,67% en caso inicial que se redujo a 0.

En general se encontró que dependiendo del signo cardinal & SW 26 pacientes (43,33%) mejoraron notablemente, 33 pacientes (55%) "9'9 mejoraron moderadamente. y 1 paciente (1,67%) no mejoró.

La disminución resultante del dolor en 60 pacientes fue estadísticamente Wt (Valor Z = 11.33, P = <0.01).

La mejora de la restricción de movimiento en 60 pacientes fue estadísticamente significativa (Valor Z = 9,2. P = <0,01).

La mejoría de la hinchazón en 60 pacientes. que se registró midiendo la circunferencia de la rodilla con ayuda de la cinta de medición antes y después del tratamiento mostró que era significativa (Valor Z = 4,2, P = < 0,01).

La mejora de la rigidez matutina en 60 pacientes fue estadísticamente significativa (Valor Z I 9,7. P = < 0,01).

La mejoría del Crepltus en 60 pacientes fue estadísticamente significativa (2 Valor = 9.4, P = < 0.01).

Los pacientes mejoraron clínicamente pero no hubo una mejora significativa en los resultados radiológicos.

CONCLUSIÓN

A partir del resultado del estudio podemos llegar a las siguientes conclusiones -

- La terapia de drogas Aswagandha ghrita Basti y el compuesto mineral oral poli-herbáceo es eficaz para controlar el dolor, la restricción de movimiento, la hinchazón, la rigidez matinal y el crepitarismo de la articulación de la rodilla osteoartrítica afectada/ Janu Sandhigata vata.
- En este estudio clínico, 60 pacientes registrados dieron su opinión sobre el ensayo de la terapia con medicamentos. Los pacientes respondieron bien basándose en la evaluación clínica anterior.
- Estadísticamente, se encontró una respuesta positiva y efectiva del fármaco de prueba.
- 26 pacientes (43,33%) mejoraron notablemente, 33 pacientes (55%) mejoraron moderadamente y 1 paciente (1,67%) no mejoró.
- Después de 10 días de Aswagandha ghrita basti y 90 días de terapia de drogas orales, el tiempo de caminata (velocidad de marcha) de los pacientes se incrementó.

- Las propiedades farracodinámicas de la (rasa, guna, virya, vipaka. dosha, karma etc.) de las drogas de prueba satisfacen el Chikitsa sutra de Sandhigata vata [Osteoartritis El Basti con su acción específica y también la droga de prueba con sus propiedades de veerya, gunas, y rasayana podría retroceder el proceso de la enfermedad.
- No se observaron cambios significativos en los hndings radiológicos (osteofitos, espacio estrecho, esclerosis subcondral) de la articulación osteoartrítica de la rodilla después del tratamiento de 90 días.
- En este estudio, la incidencia observada en relación con el grupo de edad, el sexo, la religión, la ocupación, el hábito alimentario, el estilo de vida, la duración de la enfermedad y los síntomas clínicos fueron similares a la incidencia mencionada en la literatura moderna.
- Así, los síntomas clínicos principalmente dolor, restricción de movimiento, hinchazón, rigidez matutina, crepitación se redujo y pudieron realizar su actividad diaria. Los pacientes podían sentarse bien en el suelo aunque no se les permitía.

Así, en resumen podemos concluir que Aswagandha Ghrita Basti y el compuesto mineral poli-herbáceo Oral es efectivo para reducir los síntomas clínicos de la enfermedad. Además, también aumenta la velocidad y la movilidad de los pacientes.

El tamaño de la muestra del estudio fue pequeño y fue sólo un trabajo preliminar realizado como parte de la calificación educativa, por lo que se aconseja seguir estudiando en un grupo más grande, lo que allanará el camino para los científicos e investigadores que trabajan en el campo de esta enfermedad.

BIBLIOGRAFÍA

- Das, P.C., 2002. Libro de texto de Medicina. 4ª edición. Mumbai: Current Books International.
- Chaudhari, SK, 2006. Fisiología médica concisa. 5ª edición. Calcuta: New Central Book Agency (P) Ltd.
- Christopher, H. Edwin, R.C. & Thon. A.A. H. Nicholas, A.B., 1999. Davidson's Principle and Practice of medicine.19th ed. Londres: Churchill Livingstone.
- Shastri, A.D., 2005. Sushruta Samhita de Maharishi Sushruta, vol. 1. Vanarasi: Chaukhamba Sánscrito Sansthan
- Mohan, H., 2008. Libro de texto de patología. 5ª edición. Nueva Delhi: Jaypee Brothers Medical Publisher (p) Ltd.
- Sastri, B., 2005. Yogaratnakar. Varanasi: Chaukhamba Sanskrita Samsthana.
- Sarma, P.V., 2006. Dravya guna Vigyana. Vanarasi: Academia Chaukhamba Bharati.
- Tripathi, B. Upadhaya, Y. 2008.Madhava Nidanam de Sri Madhavakara. Vanarasi: Chaukhamba Prakashan.

- Lawrence, H. Bannister y otros, 2000. Anatomía de Gray, 38ª edición. Londres: Churchill Livingstone.
- Mahajan, B.K. Method in Biostatics, 6ª ed. Nueva Delhi: Jaypee Brothers, Medical Publishers (P) Ltd.
- Romanes, G.J., 2008. El Manual de Anatomía Práctica de Cunningham. Vol -1 .15 ed. Estados Unidos: Publicación Médica de Oxford.
- Gupta, AD. 2008. Astanga Hridayam de Vagbhatta. Varanasi: Chaukhamba Prakashan.
- Murthy, Proff K.R. Srikanta., 2005. Astanga Samgraha de Vagbhata. vol~2, 5ª ed. Vanarasi: Chaukhambha orientalia.
- Reddy, K.R.chandra. Bhaisajya Kalpana Vigyan. 3'6 ed. Vanarasi: Chaukhamba Sanskrita Sansthana.
- Nadkarni, AK, 2002. lndian Materia Medica, Vol-1. Mumbai: Popular Prakashana Private Ltd.
- Joshi Damodar. Rao. G Prabhakar. Rasamrltam de Valdya . ladlilvji Trikamji Acharaya 2ª ed. Vanarasl: Chaukhamba Sanskrita Bhavan.
- Sarma, Ramkaran. Dash. Bhagwan, 2009. Charak Samhita, Vol-5, Vanarasi: Oficina de la serie Chaukhamba Sánscrita.
- Sharma. P.C. Yelne, MB. 8: Dennis T. J. 2005. Base de datos sobre plantas medicinales utilizadas en el Ayurveda. Vol3. Nueva Delhi: Cental Council for Research in Ayurveda & Sidda.
- Sharma, P.C. Yelne, M.B. Dennis, T.J. 2005. Base de datos sobre plantas medicinales utilizadas en el Ayurveda Vol2. Nueva Delhi: Consejo Central para la Investigación en Ayurveda y Siddha.
- Levekar, G.S. Chandra. Kailesh. Dhar. B.P. Mangal. A.K. Dabur. Rajesh. Gurav, A. Yelne, M.B. Joseph, G.V.R. Chaudhari, B.G. Mandal, T.K. Singh. S.P., 2007. Base de datos sobre plantas medicinales utilizadas en Ayurveda y Siddha. Vol. 8. Nueva Delhi: Consejo Central para la Investigación en Ayurveda y Siddha.
- Kusture, Haridas Sridhar., 2008 . Ayurvediya Panchakarma Vigyan. 11ª edición. Allahabad: Sri Baidyanath Ayurveda Bhavan.
- Yadaiah, polepally. 2008. Clinical Panchakarma 2ª ed. Akola: Publicaciones Jaya.
- Maheswari. j., 2002. Essential Orthopaedics .3rd Ed .New Delhi: Mehta Publishers.
- Sashtri, Kasinatha. Chaturvedi, Gorakha Nath., 2007.El Charaka Samhita Ongnivesha Vanarasi: Academia Chaukhamba Bharati.
- Tripathi, lndradeva... 2002. Datos de Chakradutta de Sri Chakrapani. 4ª edición. Vanarasi: Chaukhambha Sanskrita Sansthan.
- Murty,K.R. Srikanta., 2004.8havaprakasa de Bhavamishra . Vanarasi : Academia Chowkhamba Krishna Das.
- Shastri, A.D.. 2005.8haisajya Ratnavali de shri Govinda Das.,18"' ed . Vanarasi: Chaukhambha Sanskrita Sansthana.
- Desai. Ranjit Rai, 1999. Ayurvediya Kriya Sharia. Nagpur. Shri Baidyanath Ayurved Bhavan. 29,3 mm,

- Sarkar, Dr. Jayashree. 2011. Evaluación clínica de Aswagandha Ghrita Basti y Trayodasanga Gugulu en la gestión de Sandhigata Vata, Colegio y Hospital Ayurvédico del Gobierno, Guwahati-14, Assam.
- Bhusane. Dr. Kalyani Ashoke . , 2010. Un estudio sobre el papel de Jara wr a Matra Basti en Janu Sandhigata vata . Departamento de estudios de postgrado en Ayurveda Siddhanta, Mysore, Karnataka.
- H.S, Madhushree. 2008. Evaluación de la aaaaefhcciencia comparativa de Matra vasti y Janu Vasti en Sandhigata vata, Departamento de Posgrado del Pancha Karma, Colegio Ayurvédico y Centro de Investigación D. G melamalagi, Gadag -03, Karanataka.
- Nadalkarni. K M. , 1996.lndian Materia Medica, 3ª ed. Mumbai: Prakashana popular.
- Gupta .R, Singhal. S, Goyle .A, Sharma VN., 2001. Efecto hipercolesterolémico de Terminalia arjuna Tree Bark, un ensayo aleatorio controlado con placebo, J. Assoc, Physicians lndia.
- Singh BB, Mishra LC, Vinjamury SP, Aquilina N, Singh VJ, Shepherd N., 2003. La efectividad de la Commiphora Mukul para la osteoartritis de la rodilla: Un estudio de resultados. Alterno. Ahí. Medicina de la salud.
- Gupta Sk, Dua A, Vohra BP, 2003. Withania somnifera atenúa la defensa antioxidante en la médula espinal envejecida e inhibe la peroxidación lipídica inducida por el cobre y la modificación oxidativa de las proteínas; Drug Metabol. Las drogas interactúan. 2003; 36. Singh A, Naidu PS. Gupta S, Kulkarni SK., 2002. Efecto de los antioxidantes naturales y sintéticos en un modelo de ratón del síndrome de fatiga crónica. La comida.
- Davis L, Kuttan G. Effect of withania Somnifera on cytokine Production in normal and cyclophosphamide treated mice, 1999. Inmunofármaco. Inmunotoxicol.
- Kulkarni RR. Patki Ps, Jog VP, Gandage SG. Patwardhan 8., 1999. Tratamiento de la artrosis con una fórmula herbomineral: un estudio doble ciego, controlado por placebo, cruzado. Etanofármaco.
- Agamal R, Diwanay S, Patki P, Patwardhan B., 1999. Estudios sobre la actividad inmunomoduladora de la inflamación inmunológica de Withania somnifera (Aswagandha). j. Etnofarmacol.
- Gautam M, Diwanany SS, Gairola S. Shinde YS, Jadav SS. Patwardhan BK... 2004. Modulación de la respuesta inmune a la vacuna DPT por el extracto acuoso de withania Somnifera en sistema experimental. lnt. lmmunopharmacol.
- Caius JF. Mhasskar KS .. 1986. La planta medicinal y venenosa de la India. Jodhpur: Editores científicos.
- Karandikar G.k. y otros, 1960. Efecto antiinflamatorio de la vanda roxburgii. Ind. J. Med. R.
- Asundi RK, Dixit RM, 1978. Análisis espectrográfico y de fluorescencia de rayos X de la clase de medicinas ayurvédicas -Bhasmas de calcio. J.Res.lnd. Med. Yoga Homeo.
- FranzottiEM, Santos CV, ROdrigues HM, Mourao RH, Andrade Sr., Antoniolli Ar., 2000.Antiinflamatorio, analgésico, acidez y toxicidad aguda de la cordifolia lateral L. (Malva-branca). J. Etnofarmacéutico.
- Kanth VR, Diwan PV. 1999. Actividades analgésicas, antiinflamatorias e hipoglucémicas de Sida cordifolia. Phytother.Res.

- La carga global de la osteoartritis en el año 2000 www.who.int /hea/thinfo/ statistics/bod_osteoarthritispdf
- www.ho . kinsarthritisor> . atientcorner> mana . in . yourarthritis
- www.ncbi nihv.nihoov/oubmed/146207
- Evidencia para apoyar el plan de acción nacional para la salud de la osteoartritis vgww. . ov. au hntemet/main/publishing. nsf/Content/. . ./evidall.pdf
- Evaluación de la eficacia y la seguridad del Reosto en la osteoporosis senil: Un ensayo clínico aleatorio, doble ciego y controlado por placebo, del **Dr. Amit Shah, M.S. (Ortopedia)** y **el Dr. S.A. Kolhapure, MD**. Cirujano Ortopédico Consultor, Profesor Asistente y Jefe,... Departamento de Ortopedia, Colegio Médico y Hospital S.S.G., Baroda, India **www.himala acentroamericana.com/himala a research-aoersl.../reos to009**.pd.
- "UN ESTUDIO SOBRE LOS ETIOPATÓGENOS DE SANDHIGATA". VATA CON ESPECIAL REFERENCIA A LA OSTEOARTRITIS DE. RODILLAS". POR. Dr. KEERTAN119.82.96. 198:8080/jspui /bitstream/123456789/5408/1/keerthan. pdf por MS Keertan
- Estudio clínico de Sandhigata Vata w.s.r. a Osteoarthritis y su manejo por Panchatikta Ghn'ta Guggulu. Babul Akhtar, M.D. (Ayu.), Raja Ram Mahto A.R. Dave, y V.D. Shukla www.ncbi.n|m.ni h.gow Journal List) Am) v.31 (1)'Ene-Mar 2010
- Un estudio clínico de Matra Vasti y una droga compuesta indígena ayurvédica en el manejo de. Sandhigatavata (Osteoartritis) .,Mayuri R. Shah Charmi S. Nehta, V.D. Shukla,Alankruta R. Dave, y N.N.BHATT *www.ncbi.nih.gov > Journal > Ayu> v.31(2); Apr-Jun 2010*
- www.google imagescom.

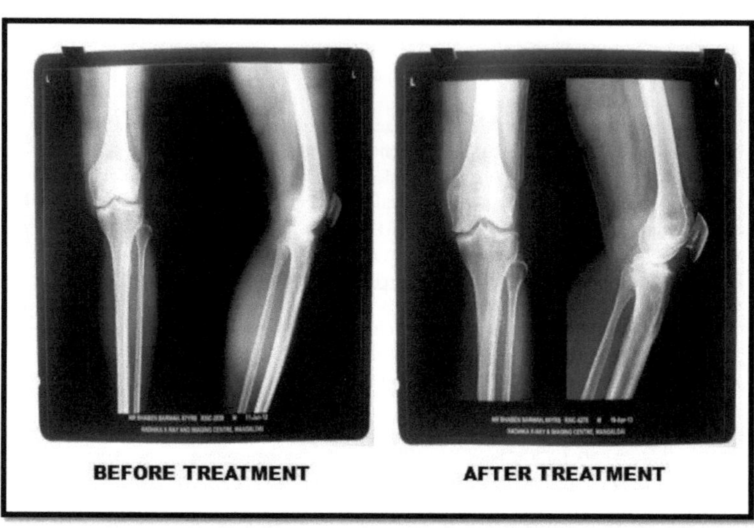

BEFORE TREATMENT AFTER TREATMENT

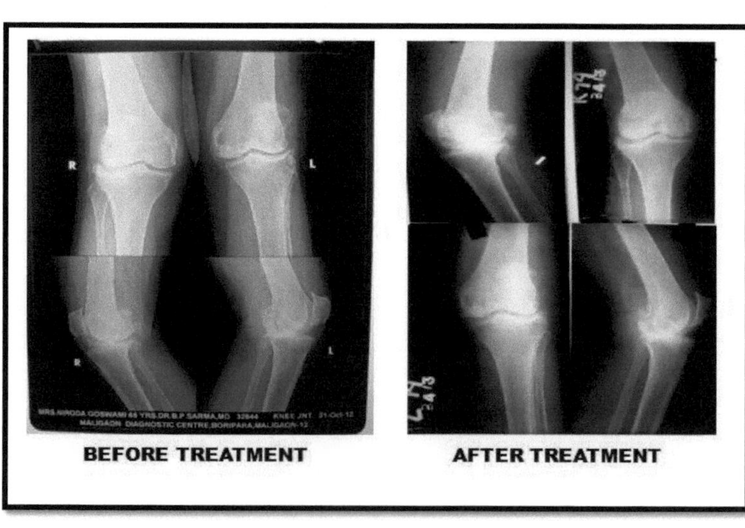

BEFORE TREATMENT AFTER TREATMENT

<u>FOTO DE LOS PACIENTES</u>

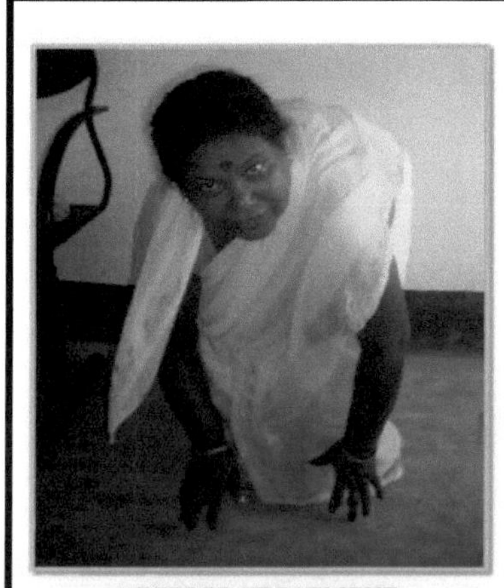

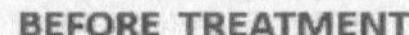

BEFORE TREATMENT

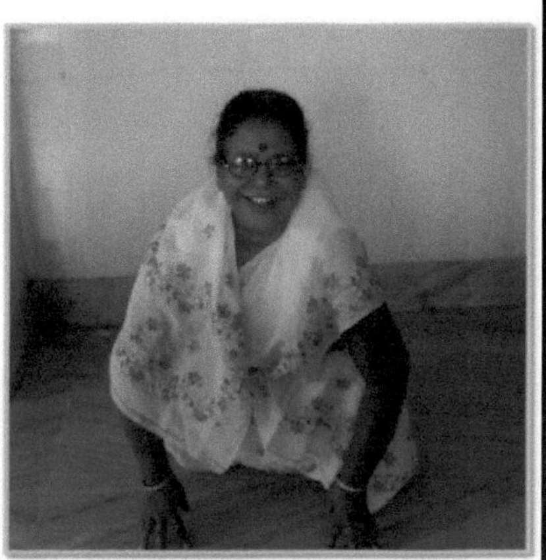

AFTER TREATMENT

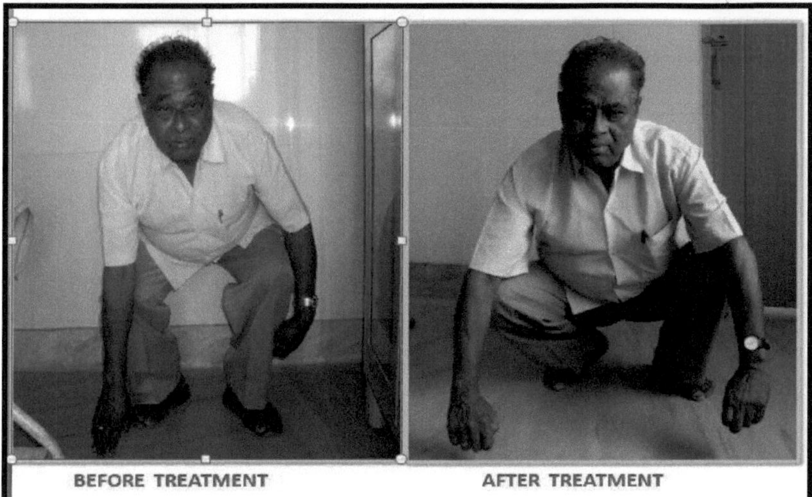

BEFORE TREATMENT

AFTER TREATMENT

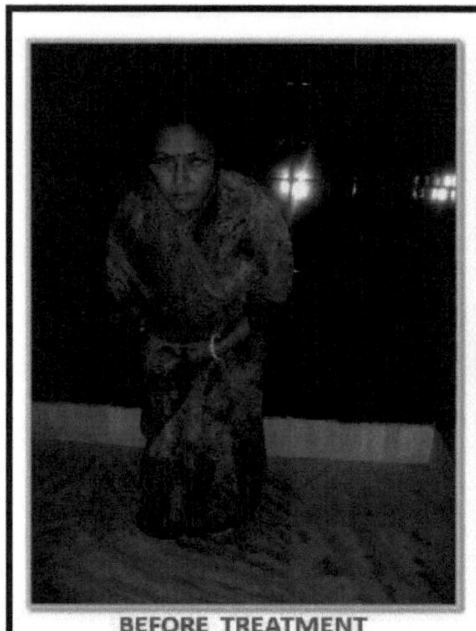

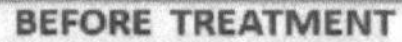

BEFORE TREATMENT

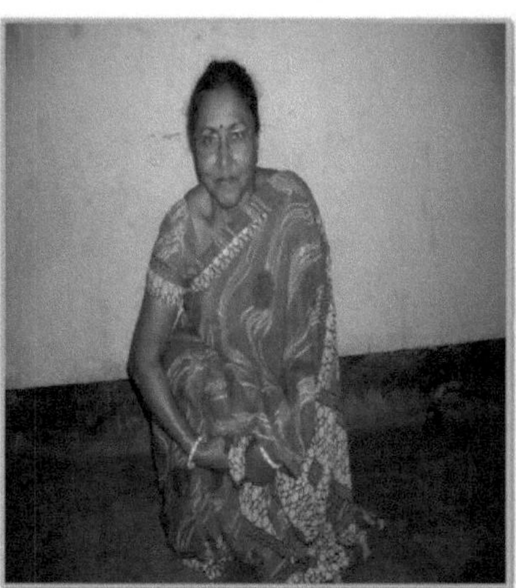

AFTER TREATMENT

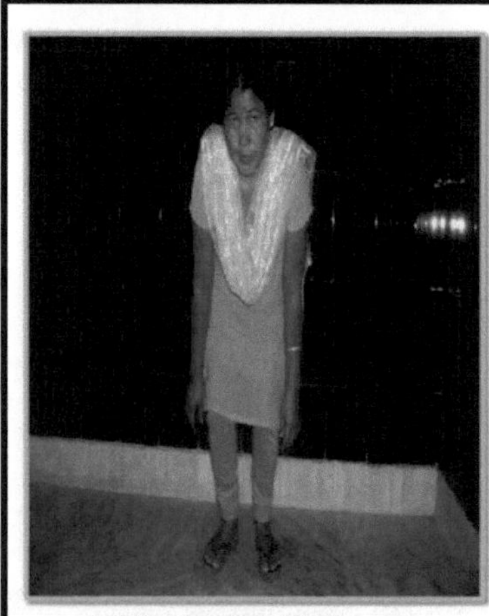

BEFORE TREATMENT

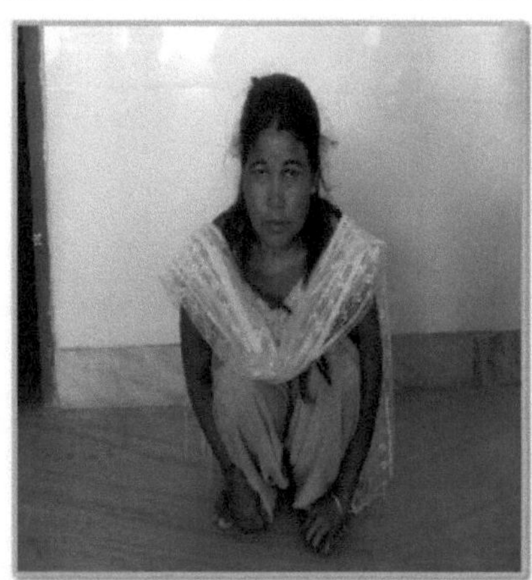

AFTER TREATMENT

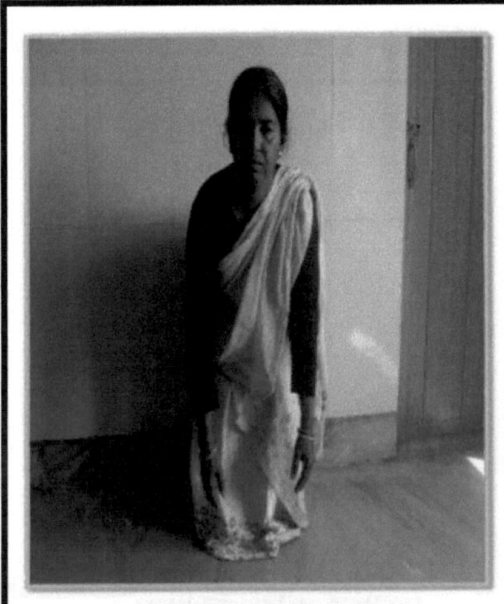

BEFORE TREATMENT

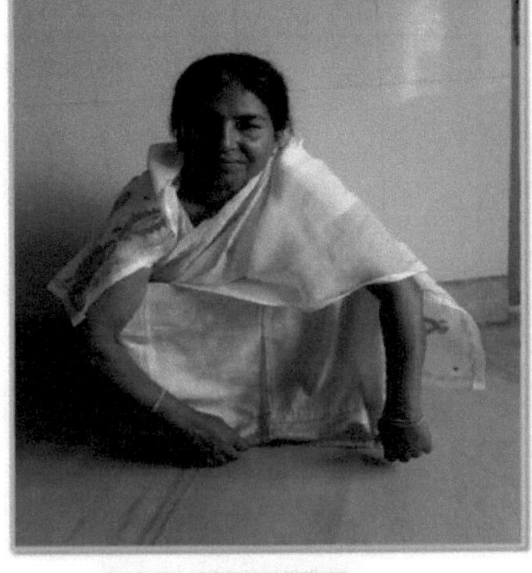

AFTER TREATMENT

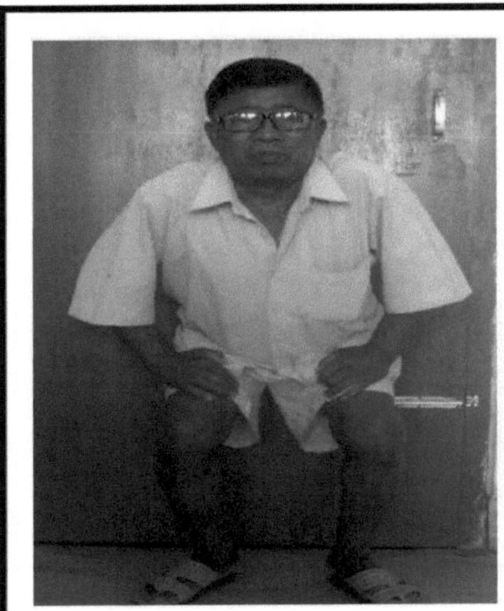

BEFORE TREATMENT

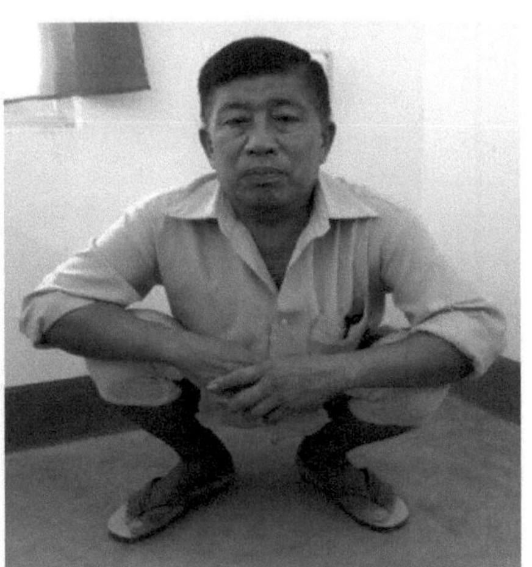

AFTER TREATMENT

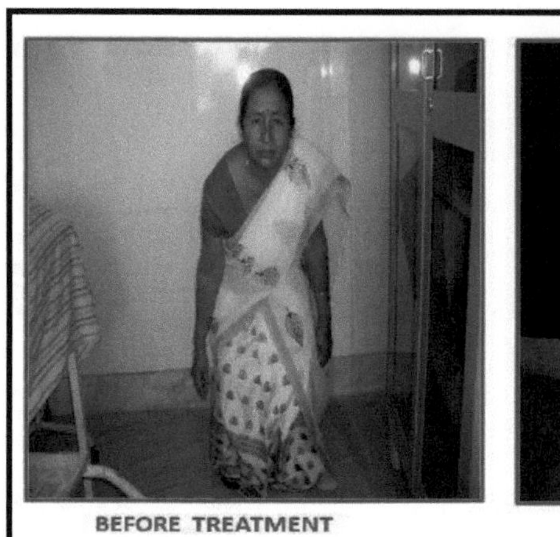

BEFORE TREATMENT

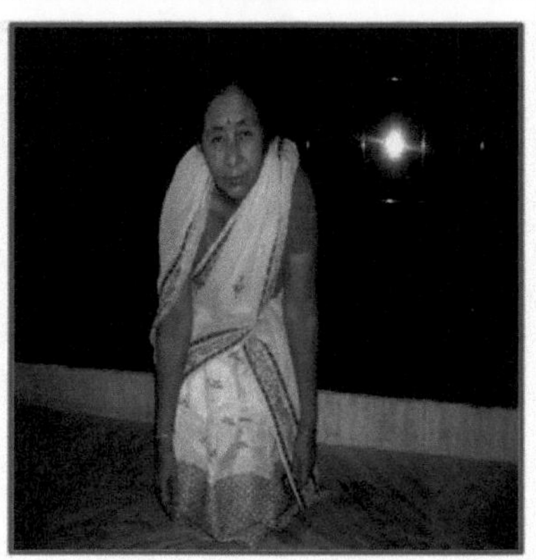

AFTER TREATMENT

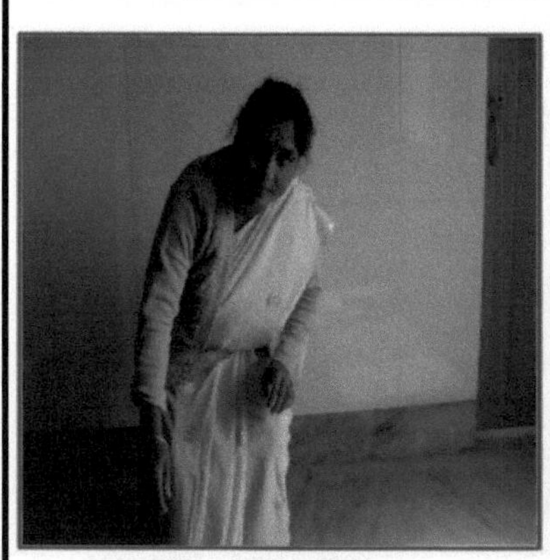

BEFORE TREATMENT

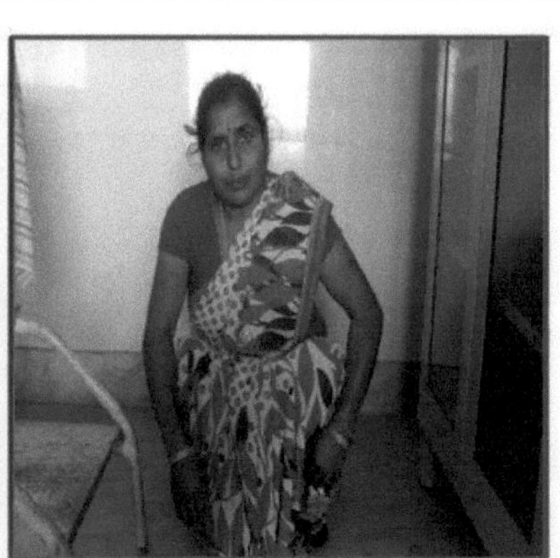

AFTER TREATMENT

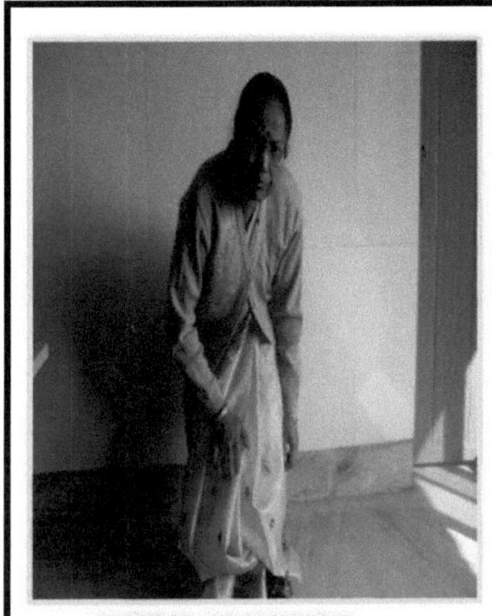

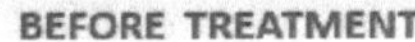

BEFORE TREATMENT

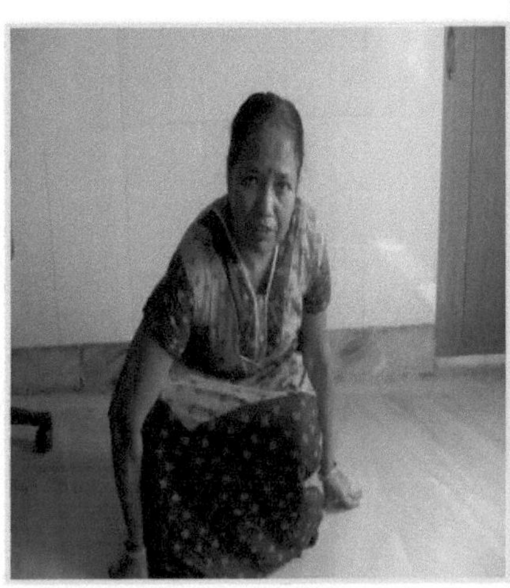

AFTER TREATMENT

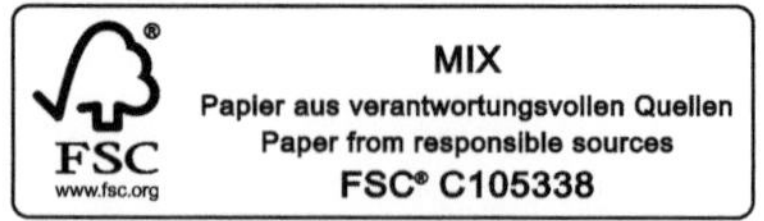

Printed by Books on Demand GmbH, Norderstedt / Germany